JN060814

無痛分娩

症状アセスメント ポケットマニュアル

麻酔導入〜分娩中・翌日以降の
トラブルの「原因と対処法」が
わかる

フローチャートで
《ドクターコール》の
タイミングを見逃さない!

［著］ 林 聡 東京マザーズクリニック 院長・産婦人科医

柏木 邦友 東京マザーズクリニック 麻酔科医

MC メディカ出版

推薦の言葉

　従来、わが国では "お腹を痛めて産んだ子どもだから愛着がわく" と言われ、分娩を控えた妊婦さんは分娩への恐怖や不安を抱えながら過ごしていましたが、近年では産科麻酔の発達とともに、「痛みがなく、安全で、分娩後の回復も早く、楽な分娩法」である無痛分娩が徐々に普及し、当院では受診した妊婦さんの 98％が無痛分娩を選択しています。

　しかしながら、無痛分娩は欧米ではすでに 80％前後の分娩で行われているにもかかわらず、わが国ではわずか 8.6％と、普及率は低迷しています。この少ない普及率に関しては、わが国における麻酔科医や産科医の不足と麻酔に関する技術的な問題などがあると思います。そして、近年、わが国は経験したことのない少子・高年齢出産の状況となっていますが、安全で痛みがない分娩を選択できるようになれば、少しは少子・高齢化が改善の方向に向かうのではないでしょうか。

　このたび、当院の林 聡院長と麻酔専門医の柏木邦友先生が、分娩に関与できる医療関係者なら誰でも理解でき、無痛分娩時の異常にすぐに対応できるマニュアルを作成しました。現場で遭遇する無痛分娩に関するトラブルや症状の原因をフローチャートで示しながら、迅速かつ安全に分娩を行う方法や対応時の注意点などを解説しています。本書を携帯して、より積極的に無痛分娩に取り組まれることを期待しています。

2023 年 11 月

準和会 東京マザーズクリニック 理事長
久松 和寛

はじめに

　わが国での無痛分娩の普及に伴い、無痛分娩に関する教科書的な医学書がこれまでに多く出版され、知識を十分に得ることが可能となりました。しかし、実際に現場で無痛分娩を実践していると、教科書で得た知識だけでは対処に困るケースが多くあり、産婦の症状から「どこに問題があるのか、その対処法について医学書のどこを調べれば載っているのか、具体的にどのように対処すればよいのか」を迅速に考え対応するのは難しいと思います。

　このたび、東京マザーズクリニックで培った経験をもとに、産婦人科医の私と麻酔科医の柏木邦友先生とで、無痛分娩の実践的なマニュアルとして本書を執筆しました。本書の特徴は、無痛分娩をベッドサイドで実践しているスタッフ（主に助産師、看護師、若手研修医）がわかりやすいように、「発熱」「脚が動かない」などの具体的な症状から診断・治療の流れを見ていく構成とし、症状ごとにフローチャートで確認しながらその対処法へと導いています。無痛分娩開始前から分娩後に起こるトラブルまでを網羅し、日本の産科医療にも即した内容となっています。

　産婦にとって満足のいく理想的な無痛分娩を提供できるように、本書がお役に立てることを願っております。

2023 年 11 月

準和会 東京マザーズクリニック 院長

林 聡

はじめに

　われわれ麻酔科医は、無痛分娩の診療で異常が起こった際に、経験と知識から鑑別疾患を列挙し、検査や診察を行い、診断をつけていきます。本書は無痛分娩中の異常（症状や状態）から、どのように診断をつけるのかを簡潔にまとめた書籍です。知識や経験を本書で補い、すぐに行動に移せるように、手元において活用してほしいと思います。

　本書の特徴として、症状別に対応の流れをフローチャートで示し、とくにドクターコールのタイミングを見逃さないように、ドクターコールをフローチャート上にアイコンで入れました。麻酔科医は各疾患の鑑別を同時並行で行うことがありますが、本書では混乱しないように、一つずつの記載にしています。重篤なものを早めに鑑別しつつ、状況によっては順番を変えたりするのがよいと思います。施設ごとに考え方や対応は異なることもあるでしょう。各施設に合った方法があれば、それでも構わないですし、より現場に即したオリジナルのチャートを作成するのもいいと思います。本書をベースに改良を重ねてください。

　麻酔科医が不在の施設において無痛分娩を行っている場合などでは、とくに助産師や看護師が異常に気づき、最初に動くケースも多いでしょう。皆さまの働きが、無痛分娩の安全性を支えています。本書が日常診療の一助になれば幸いです。

2023 年 11 月

準和会 東京マザーズクリニック 麻酔科医

柏木 邦友

無痛分娩
症状アセスメント
ポケットマニュアル

目 次

1章 無痛分娩導入前 （外来でチェックしておくこと）

2章 無痛分娩中の症状＆トラブルへの対応

3章　分娩翌日以降の症状＆トラブルへの対応

症状

資料

著 者

林 聡　東京マザーズクリニック院長・産婦人科医
● 1章 p.28 Column、2章 - ⅰ・④・⑥・⑭〜⑯・⑲、3章
- ③・Q&A

柏木 邦友　東京マザーズクリニック 麻酔科医
● 1章、2章 - ⅱ・ⅲ・①〜③・⑤・⑦〜⑬・⑰・⑱・⑳
〜㉒・Q&A、3章 - ①・②・④

編集協力者
末田 雅美　東京マザーズクリニック 産婦人科医
中金 朗子　東京マザーズクリニック 産婦人科医
青山 栄理　東京マザーズクリニック 麻酔科医

謝 意

　本マニュアルの作成に協力していただいた当院の
末田雅美先生、中金朗子先生、青山栄理先生に感謝の
意を表するともに、妊婦さんの満足度の高い理想的な
無痛分娩の追求と、当院の発展に日々貢献していただ
いていることに心より敬意を表します。また当院の久
松理事長には、日ごろより多大なるご指導とご支援を
賜り、感謝の念に堪えません。本当にありがとうござ
います。
　　　　　　　　　　　　　　　　（林 聡・柏木 邦友）

- 本書の症状アセスメントは、一人ひとりの妊婦の状態や各施設の診療方針をすべてカバーするものではありません。ご利用にあたっては、あくまでも判断の1つの例としてご参照いただくとともに、最新の医学情報については、別途加味いただきますようお願いいたします。

1 章

無痛分娩導入前
(外来でチェックしておくこと)

i 採血結果と内服薬の確認

　合併症の一つに硬膜外血腫がある。多くは薬剤性のため、事前の問診が重要。妊娠高血圧症候群（hypertensive disorders of pregnancy：HDP）や子宮内胎児死亡などでは状態が急速に変化するため、直近のデータ確認が必要である。

血液検査

血小板数

● **血小板数（8 万／μL 以上）**：硬膜外鎮痛を行うには、血小板数は 8 万／μL 以上必要とされる。基準は施設によって異なり、10 万以上とする施設もある。急性期疾患では血小板数は経時的に変化するので、なるべく直近のデータを測定する。

Column　硬膜外穿刺時の血小板数について

● 8 万／μL をカットオフ値にすることが一般的だが、最近のコンセンサスとして、血小板数 7 万／μL 以上[1] という考え方も出てきている。近い将来、こちらがスタンダードになるかもしれない。

凝固障害

- 凝固障害は薬剤性か産科的要因が多い。PT-INR の値で確認する。
- **PT-INR（プロトロンビン時間国際標準比）**：凝固障害は PT-INR<1.5 とすることが一般的だが、硬膜外穿刺の際のカットオフ値については意見が分かれる。
- **薬剤性**：薬剤性に関しては中止の必要性を確認し、中止する場合は中止期間を確認する。
- **産科的要因**：出血性疾患、妊娠高血圧症候群、HELLP 症候群などがあり、疾患の進行によって凝固障害が進むことも踏まえて対応を考えなければならない。

薬剤（内服薬）による影響

- **凝固障害（抗血小板、抗凝固異常）**：抗血小板作用や抗凝固作用を目的にしない薬剤でも、副作用として凝固異常が見られることがあるので注意する（**表1、2**）。

表1 抗血小板薬または抗血小板効果を有する薬物の取り扱い

（文献2より転載）

薬物名	商品名	血小板機能の抑制機序	半減期	
アスピリン	バイアスピリン®、アスピリン®	TXA$_2$阻害	2時間[a]	
ジクロフェナク	ボルタレン®	COX阻害	1～2時間	
インドメタシン	インドメタシン®	COX阻害	5～10時間	
イブプロフェン	イブプロフェン®	COX阻害	2～4時間	
フルルビプロフェン	ロピオン®	COX阻害	6時間	
セレコキシブ	セレコックス®	COX-2選択的阻害	5～9時間	
クロピドグレル	プラビックス®	P2Y$_{12}$受容体遮断	0.5～3.0時間	
チクロピジン	パナルジン®	AC活性化、P2Y$_{12}$受容体遮断	1.5時間[a]	
プラスグレル	エフィエント®	P2Y$_{12}$受容体遮断	5時間[a]	
シロスタゾール	プレタール®	PDE活性阻害	11～13時間	
ジピリダモール	ペルサンチン®	PDE活性阻害	10時間	
イコサペント酸エチル	エパデール®	TXA$_2$阻害	60～65時間	
サルポグレラート	アンプラーグ®	5-HT$_2$受容体遮断	0.8時間	
ベラプロスト	ドルナー®、プロサイリン®	AC活性化	0.5～0.7時間	
クロミプラミン	アナフラニール®	セロトニン抑制（TCA）	24時間	
セルトラリン	ジェイゾロフト®	セロトニン抑制（SSRI）	24時間	
パロキセチン	パキシル®	セロトニン抑制（SSRI）	21時間	
フロボキサミン	ルボックス®、デプロメール®	セロトニン抑制（SSRI）	16～26時間	

TXA$_2$：thromboxane A$_2$、COX：cyclooxygenase、AC：adenylate cyclase、PDE：phosphodiesterase、5-HT：5-hydroxytryptamine
TCA：tricyclic antidepressant（三環抗うつ薬）、SSRI：selective serotonin reuptake inhibitor（選択的セロトニン再取り込み阻害薬）。
a：不可逆的な血小板阻害であるため、薬物濃度半減期は薬理効果時間とは直接的に関係しない。
b：冠動脈ステント留置患者や血栓塞栓症の2次予防などの理由で服用している場合には、5日間程度の短い休薬期間も考慮される。

休薬期間			カテーテル抜去から薬物再開までの時間
高リスク群	中リスク群	低リスク群	
7日（5日）[b]	TBD[c]	なし	術後早期より
1日	なし	なし	抜去2時間後より
2日	なし	なし	抜去2時間後より
1日	なし	なし	抜去2時間後より
1日	なし	なし	抜去2時間後より
なし[d]	なし[d]	なし[c]	休薬の必要なし
7日（5日）[b]	7日（5日）[b]	なし	抜去後より
7〜10日（5日）[b]	7〜10日（5日）[b]	なし	抜去後より
7〜10日（5日）[b]	7〜10日（5日）[b]	なし	抜去後より
2日[e]	なし[e]	なし	抜去後より
2日[e]	なし[e]	なし	抜去後より
7〜10日	7〜10日	なし	抜去後より
1日	なし	なし	抜去後より
1日	なし	なし	抜去後より
5日[f]	なし	なし	抜去後より
5日[f]	なし	なし	抜去後より
5日[f]	なし	なし	抜去後より
5日[f]	なし	なし	抜去後より

c：TBD（to be discussed）：中リスク群の出血リスクに分類されるブロック手技では、アスピリンの休薬設定に関しては施行ブロック手技により異なるため、症例毎に決定する。詳細については、各論を参照のこと。

d：血小板凝集を直接的に阻害する効果はない。

e：PDE 阻害薬とアスピリンを併用している患者では、PDE 阻害薬はアスピリンの休薬期間に従う。

f：周術期における抗うつ薬の休薬については、病態の悪化をきたす可能性があるため、患者の利害得失（リスク－ベネフィット）から慎重に判断する。

表2 抗凝固薬の取り扱い（文献3より転載）

薬物名	商品名	阻害する凝固因子	投与経路	排泄経路	
未分画ヘパリン	ヘパリン®、カプロシン®	トロンビン、FXa	静注、皮下注	網内系、腎臓	
エノキサパリン	クレキサン®	FXa＞トロンビン	皮下注	腎臓	
ダルテパリン	フラグミン®	FXa＞トロンビン	皮下注	腎臓	
フォンダパリヌクス	アリクストラ®	FXa	皮下注	腎臓	
ワルファリン	ワーファリン®	Vit K 依存性凝固因子	経口	肝臓[CYP2C9]	
ダビガトラン	プラザキサ®	トロンビン	経口	腎臓（80%）[f]	
リバーロキサバン	イグザレルト®	FXa	経口	腎臓（36%：活性体）[f]	
アピキサバン	エリキュース®	FXa	経口	腎臓（27%）[f]	
エドキサバン	リクシアナ®	FXa	経口	腎臓（50%）[f]	

FXa：活性型第 X 因子、TBD：to be discussed。CrCl：クレアチニンクリアランス（mL/min）。

a：穿刺手技前に、APTT（activated partial thromboplastin time）および血小板数が基準内であることを確認する。

b：本邦では、静脈血栓症の予防に適用はなく、DIC（disseminated intravascular coagulation syndrome）または体外循環回路の凝血防止である。ブロック手技を目的として、DIC を診断された患者への抗凝固治療中断は現実的ではない。

c：TBD（to be discussed）：低リスク群に分類される手技における薬剤中断の

半減期	休薬期間			カテーテル抜去から投薬再開までの時間
	高リスク群	中リスク群	低リスク群	
0.7〜2 時間（静注）、2〜4 時間（皮下）	4 時間[a]（静注）、8〜10 時間[a]（皮下）	4 時間[a]（静注）、8〜10 時間[a]（皮下）	4 時間[a]（静注）、8〜10 時間[a]（皮下）	2 時間
3〜6 時間（皮下）	12 時間	12 時間	12 時間	2 時間
2〜4 時間（静注）	12 時間[b]	12 時間[b]	12 時間[b]	2 時間
17〜20 時間（皮下）	4 日	4 日	TBD[c]	6 時間
4〜5 日[d]	5 日[e]	5 日[e]	TBD[c]	抜去後に再開
CrCl ≧ 60：14 時間、30 < CrCl < 60：18 時間	4 日（CrCl ≥60）、5 日（30 < CrCl < 60）	4 日（CrCl ≥60）、5 日（30 < CrCl < 60）	TBD[c]	6 時間
5〜9 時間	2 日	2 日	TBD[c]	6 時間
8〜15 時間	3 日	3 日	TBD[c]	6 時間
6〜11 時間	2 日	2 日	TBD[c]	6 時間

判断は、ブロック手技による出血と休薬に伴う血栓症を考慮して、患者の利害得失に応じたリスク層別のもとに個別に決定する。出血時には圧迫による止血対応が可能であることから、仮に休薬する場合には、休薬期間を半減期の 2 倍程度（2 × t1/2 時間）に留めることが合理的である。

d：ワルファリンの半減期は投与量により大きく異なっている。薬剤半減期は薬理効果時間とは直接的に関係しない。

e：穿刺手技前に、PT-INR（prothrombin time-international normalized ratio）≤1.2 を確認する。

f：腎排泄率を示す。

サプリメントによる影響

● サプリメント（EPA やイチョウ葉エキスなど）に抗血小板作用や抗凝固作用がみられることがあるため、内服薬を確認する際にはサプリメントの摂取状況についても確認する。

 ## 妊娠に伴う血小板減少

● 妊娠に伴い血小板数が減少することがある。8 万／μL 以下まで下がることは多くはないが、8 万／μL を切ってくると他の疾患も鑑別しなければならない。自験例で計画分娩で入院した妊婦の入院時採血での血小板数が 5 万／μL ほどで、話を聞くと、胃部不快感や血圧も高めで、精査の結果 HELLP 症候群であったことがわかった。

文献

1 ）Melissa, E. et al. Guidelines for Antenatal and Preoperative care in Cesarean Delivery: Enhanced Recovery After Surgery Society Recommendations. Am J Obstet Gynecol. 219（6）, 2018, 523.

2 ）日本ペインクリニック学会・日本麻酔科学会・日本区域麻酔学会合同抗血栓療法中の区域麻酔・神経ブロック ガイドライン作成ワーキンググループ . 抗血栓療法中の区域麻酔・神経ブロックガイドライン . 2016, 21.

3 ）前掲書 2, 23.

ii 挿管困難例や注意すべき既往歴

（柏木 邦友）

過去に、鎮静薬を使用したことによる低酸素血症での死亡報告がある[1]。事前にリスクを把握し、気道管理が容易かどうかを把握することが重要である。

挿管困難の確認

表）挿管困難の確認方法

困難例	確認方法
軟口蓋、口蓋垂の見え方	● 口を開けてもらい、軟口蓋、口蓋垂がどの程度見えるかで評価。Mallampati 分類[2] クラス 4 は挿管困難のリスクが高い（**図1**）。
甲状オトガイ間距離	● 甲状オトガイ間距離（喉ぼとけから下顎の先端までの距離）を測定し、6cm 以下の場合は挿管困難のリスクが高い（**図2**）。
開口障害	● 3 横指（上下前歯の間に指が縦に 3 本）未満だと挿管困難のリスクがある。
下顎の状態	● 下顎と胸骨の距離が 12.5〜13.5cm 未満の場合はリスクがある。 ● 下顎を突出し下顎の前歯が上顎の前歯より後ろであればリスクがある。

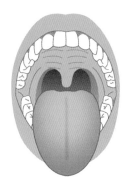

クラス1

（軟口蓋、口蓋垂、口峡が見える）

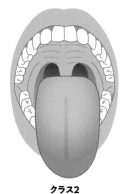

クラス2

（軟口蓋、口蓋垂の大部分、口峡が見える）

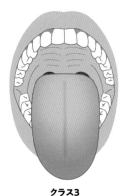

クラス3

（軟口蓋、口蓋垂の基部が見える）

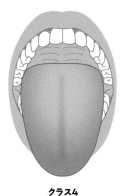

クラス4

（硬口蓋のみが見える）

図1 Mallampati 分類 [2]

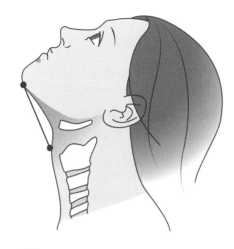

(図2) 甲状オトガイ間距離（赤線部分）

Point ▶ 浮腫による挿管困難のリスク

- BMI30 以上や妊娠高血圧腎症でも、浮腫が強くなる という指標[3] があり、挿管困難のリスクがある。

既往や異常

硬膜外麻酔の相対的禁忌

- **神経疾患の既往**：多発性硬化症などの神経疾患では相対的禁忌となることがある。
- **強い側弯症、穿刺部付近の脊椎手術後**：脊椎が著しく曲がっている場合（側弯症）や穿刺部付近の脊椎の術後では、穿刺困難や神経損傷のリスク、脊椎術後に金属などが入っている部分の穿刺は困難なだけでなく、感染した場合のリスク（感染した場合は金属を抜去しなければならない）があり、相対的禁忌となることがある。

慎重な投与が必要

- **合併症が疑われる場合は慎重投与**：血管内迷入やくも膜下迷入が疑われた場合。明らかに血液が引けた場合、局所麻酔中毒症状が出た場合は血管内迷入と考え、脚が動かず（Bromage スケール１以上）、髄液様の液体が吸引された場合はくも膜下迷入と診断し、カテーテルを抜去する。そこまで強く疑わないケース（でも完全には否定できない）では慎重に少量分割投与とし、観察を入念に行う。

1章　無痛分娩導入前（外来でチェックしておくこと）

Point ▶ 気道評価以外に脊椎の評価は？

- 脊椎の評価は事前に行うほうがよい。特に麻酔科医がいない場合はなおさらである。

- 無痛分娩を行っていない施設でも、帝王切開で脊髄くも膜下麻酔を行う可能性があることから、いざ帝王切開が決まって、背中を見ると麻酔ができないなどということがないように評価を行うべきである。

- 脊椎の評価は、変形（側弯症など）、欠損（潜在性二分脊椎など）、難易度（Grade A 帝王切開への備え）、手術の既往などを調べる。

- 脊髄くも膜下麻酔や硬膜外麻酔ができないのであれば全身麻酔となるが、このときのためにも気道評価を行っておく必要がある。

ⅱ　挿管困難例や注意すべき既往歴

文献

1 ）　妊産婦死亡症例検討評価委員会・日本産婦人科医会. 母体安全の提言 2016 Vol.7. 平成 30 年 4 月 13 日改訂. 34.
https://www.jaog.or.jp/wp/wp-content/uploads/2021/04/botai_2020.pdf（2023 年 10 月 30 日閲覧）

2 ）　Mallampati, S. et al. A clinical sign to predict difficult tracheal intubation : A prospective study. Can Anaesth Soc J. 32, 1985, 429-34.

3 ）　Teefey, CP. et al. Adverse Maternal Outcomes Differ between Obese and Nonobese Women with Severe Preeclampsia. Am J Perinatol. 36（1）, 2019, 74-8.

iii 無痛分娩の同意書と患者説明のポイント

(柏木 邦友)

　無痛分娩の同意書の内容は妊婦とその家族が理解できること、合併症を含めた説明がなされることが重要である。また質問にはしっかり答える。

無痛分娩の同意書

● 当院では図やグラフを用いながら以下の内容をもとに説明を行っている。

分娩の痛みとは

● **分娩の痛みは日常の痛みを超える痛み**：多くの女性にとって一生で最大の痛みとなる（McGill スコアなどを用いて説明している）。

● **分娩の痛みは子宮、骨盤、会陰部ととても広範囲**：Th10 から仙骨領域までの鎮痛が必要となり、分娩の進行に伴い痛みの強さや場所が変わってくる。この変化が突発痛（breakthrough pain：BTP）の原因となる。

無痛分娩の方法

● **硬膜外無痛分娩**：硬膜の外にカテーテルを挿入し、持続的な鎮痛を行う。針は取り除き、細い管だけが残る。抜けないように固定する。

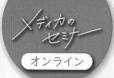

メディカのセミナー オンライン

最前線で活躍中の
スペシャリストたちが
ていねいに解説!

視聴期間:受講証メール受信日より30日間
受講料:スライド資料ダウンロード 6,000円(税込) スライド資料送付 8,000円(税込)

少子化の今こそ! 母乳育児をともに歩もう

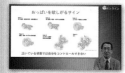

**母乳育児支援のエビデンスを
学び直しませんか?**
長年、母乳育児支援に携わってきた水野先生
だからわかる、今大切にしたいポイントを確認できる!

#母乳育児

プランナー・講師 水野克己

収録時間 約120分　スライド資料 42ページ

正期産児の観察ポイント 時系列編

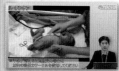

**出生直後から退院まで…どこを見る?
何に気をつける?
赤ちゃんとお母さんのために
観察力・アセスメント力を身につけよう!**

#正期産児時系列

プランナー・講師 隅清彰/加藤有一/荒堀仁美

収録時間 約160分　スライド資料 98ページ

正期産児の観察ポイント 症状・疾患編

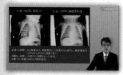

**どういう状態が正常で、どうなったら異常?!
母児同室となった正期産児に紛れている、
重大な疾患を抱えた赤ちゃんを
見逃がさないために!**

#正期産児症状

プランナー・講師 隅清彰/加藤有一/荒堀仁美

収録時間 約160分　スライド資料 67ページ

※2023年10月現在の情報です

**見つけた情報が
確実でわかりやすいから**
記事はすべて専門誌に掲載済みで、
図解やイラストも豊富!

まずは
無料プランで
お試し!

新人ナースに
おススメの動画も
続々追加中!

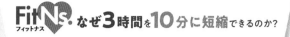

なぜ3時間を10分に短縮できるのか?

知りたいことを2ステップで簡単に検索できるから

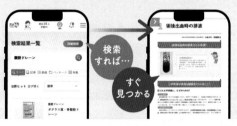

検索すれば…

すぐ見つかる

FitNs.ユーザーの70%以上の人が調べもの学習の時間が10分の1以下になったと実感!

※FitNs.利用者における自社調べ(2022.5実施)

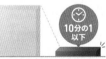

10分の1以下

短縮できる理由 その2

スマホでアクセス！
スキマ時間で学べる！

FitNs.なら短い時間で効率的に情報収集。

フィットナス

最大3時間かかっていたものが

10分で手に入ります。

新人ナースにもぴったりの記事や動画も満載！

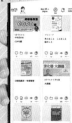

- **脊髄くも膜下併用硬膜外鎮痛（CSEA）**：硬膜外鎮痛に追加して脊髄くも膜下併用硬膜外鎮痛を行うことにより、強く、早い鎮痛が可能となる。硬膜外鎮痛に追加してくも膜下に細い針を一時的に挿入し、薬剤を投与後、くも膜下麻酔針は抜去する。

当院の無痛分娩のスケジュール

- **計画分娩と陣発入院の違いと管理について**：当院では無痛分娩の開始に特に制限はなく、いつでも開始できることを説明している。
- 当院での無痛分娩率やアウトカムも説明している。

無痛分娩の合併症とメリット

- 無痛分娩に関連する合併症についてそれぞれの説明を行い、稀なものは一般的な（教科書的な）発生率を、それ以外の合併症については当院の結果をもとにした発生率などを説明している。
- **比較的多い合併症**：発熱、かゆみ、吐き気や嘔吐、麻酔効果が不十分なことによる痛み、分娩時間延長
- **比較的少ない合併症**：低血圧、頭痛、穿刺部痛、アレルギー
- **稀で重篤な合併症**：アナフィラキシー、局所麻酔中毒、くも膜下迷入、硬膜外血腫、硬膜外膿瘍、髄膜炎、神経障害
- **児への影響**：器械分娩率が上昇
- **無痛分娩のメリット**：分娩時の痛みが軽減できることで、

痛みが合併症（心血管系の病気、精神疾患など）に与える影響を軽減できると説明している。

- **無痛分娩中の帝王切開**：当院では超緊急帝王切開に対応できることを説明している。

無痛分娩ができない人

- 抗凝固薬や抗血小板薬を内服している
- 血小板の減少
- 穿刺部の感染
- 脊椎の強い変形や脊椎手術の瘢痕が穿刺部に一致している
- 穿刺困難
- 分娩進行に麻酔が間に合わない場合
- 神経疾患

注意事項

- **突発痛（breakthrough pain）**：鎮痛薬治療の有無にかかわらず一過性の痛みを生じることがある。
- **麻酔薬の効き方**：麻酔薬を投与してもすぐには効かないことがある。
- カテーテル調整や、再穿刺の可能性がある。
- 眠気が出ることがある。
- **緊急時の対応**：緊急時には事前に説明を行っていない医療行為を行う可能性がある。

担当医の紹介

- 氏名と経歴を説明書類に記載する。

患者説明のポイント

- **専門用語の説明**：医療用語、専門用語は言葉自体の解説を行う。
- **妊婦や家族の理解度の確認**：妊婦の表情を観察し、疑問に思っていそうな表情であればこちらから質問を促す。可能であれば家族への説明も行い、家族が反対している場合は、以下の「妊婦は無痛分娩を希望しているが家族が反対している」も参考に説明する。
- **図やグラフを用いた説明**：言葉だけの説明よりも、図やグラフなども準備して伝えるほうが理解しやすい。

無痛分娩の同意が得られない場合

- 無痛分娩は医療者側から強制するものではないが、以下のような場合はさらに十分説明を行うほうがよい。
- **無痛分娩を選択したほうがよい例**：原疾患があり、無痛分娩を行ったほうが良い場合は、同意が得られないときも必要性を説明する必要がある。例えば脳動脈瘤がある場合は、痛みによる血圧上昇で脳出血のリスクが高まることから、無痛分娩のほうがリスクを軽減できるというメリットを説明して理解してもらうことがある。
- **妊婦は無痛分娩を希望しているが家族が反対している**：家族が反対しているケースでは、妊婦本人に家族を説得させるのはハードルが高く負担も大きい。医療従事者が、家族に対して、無痛分娩の安全性の説明や、誤解・疑問・不安などの解消の説明に取り組むべきと考える。

無痛分娩の安全性

● 無痛分娩の安全性は、無痛分娩をする体制が整っているということは当然だが、医療スタッフの人数ではなく、スタッフ一人一人の無痛分娩の知識、技術が豊富であることが求められる。このことは医師のみでなく、ベッドサイドで多くの時間を産婦と共に過ごす助産師、看護師にも求められる。産婦の症状の訴え、症状の変化、麻酔評価における異常などを早期に発見し、対処することが安全性につながると考える。産科医、麻酔科医、助産師、看護師という専門領域を超えて、無痛分娩について熟知し、知識、技術を習得することが重要である。

(林 聡)

Q&A 「無痛分娩導入前」によく聞かれる質問

当院における妊婦とその家族からの質問を紹介する。

● **Q（第1位）：本当に痛みは取れるの？**

● **A**：はい、取れます。病院によって答え方は異なりますが、当院の場合は痛みをゼロにすることを目標に行うため、「取れます」と断言しています。さらに、「安全性を踏まえたうえで」ということで、安全性にも配慮していることを伝えます。「前回無痛分娩を行った際に痛みが取れませんでした」という人に対しては、なるべくそのときの詳細を聞き取ることで、しっかり問診をして、同じことがないように、対策が取れるようにしておきましょう。

● **Q（第2位）：無痛分娩の事故が心配です**

● **A**：ニュースなどで報道されている無痛分娩による死亡事故の原因には、局所麻酔中毒と全脊椎麻酔があります。それぞれの機序と安全対策について説明し、しっかり対応できることを話すと、皆さん安心されます。また、予防方法があることを説明するとさらに理解が得られやすいです。特に全脊椎麻酔は仮に起こったとしても正しく対処すれば命を落とすことはありません。救急時に備えた対応（母体救命の講習会などのトレーニングを行っているなど）も説明しておくとよいでしょう。

● **Q（第3位）：赤ちゃんへの影響はありますか？**

● **A**：器械分娩率が上昇するものの、その他には大きな影響がないことを伝えます。

- **Q（第4位）：麻酔科医の先生が麻酔の管を入れてくれますか？**
- **A**：施設によって大きく異なると思いますが、当院でも麻酔科医のほかに産科医が行う場合もあります。産科医が担当する場合は、産科医の技術について説明しておくと安心できると思います。当院では、麻酔科医の希望がある場合は、麻酔科医が管を入れるようにしています。麻酔科医が担当することが多いですが、状況によっては熟練した産科医が行うこともあるので、その旨を伝えています。
- **Q（第5位）：無痛分娩を受けることに対する漠然とした不安や疑問があります**
- **A**：無痛分娩には反対論者が存在します。ネットに事実ではないことを書いて、無痛分娩を行いたい人を中傷する人たちも存在します。「赤ちゃんだけ苦しんで、母親は苦しまなくてズルい」「無痛分娩は痛みが取れないうえに、赤ちゃんにとって悪い影響がある」などが、根拠もなく記載されています（根拠が記載されていても間違っていることが多い）。ですので、このような漠然とした不安や疑問を抱えている場合は、しっかり時間をかけて説明します。これまで、説明後に納得しない妊婦やその家族はいませんでした。家族が不安や疑問を妊婦本人にぶつけて、妊婦に負担をかけることもあるので、そのような家族に対しては医療従事者から説明しましょう。たとえ結果的に無痛分娩を選択しないことになったとしても、誤解や不安を解いたうえで、無痛分娩を受けるかどうかを考えてもらいたいので、しっかり話す必要があります。

2章

無痛分娩中の
症状&トラブルへの対応

i 硬膜外穿刺時に介助者が やるべきこと

(林 聡)

● 硬膜外穿刺では体位や介助者の役割が重要である。救急
蘇生の準備（救急カートやスタッフ）も整えておく。介
助者は、アレルギーの初期症状などを見逃さないように
妊婦を観察し、適宜、安心させる声掛けを行う。

硬膜外穿刺の姿勢　図1

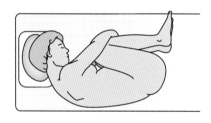
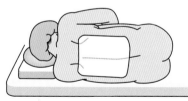

図1 硬膜外穿刺の姿勢（文献1を参考に作成）

棘突起の隙間が広がるように背中をエビのように丸くする。首を曲げ
て臍を見るようにさせ、下肢を曲げて両膝を抱え込むようにさせる。
額と膝ができるだけ近くなるように背中を丸めさせる。

硬膜外鎮痛の体位①（坐位）

坐位の特徴

- 側臥位と比較して、子宮の血流がより維持される。大動静脈圧迫が減少する。
- 硬膜外カテーテルの挿入が容易で、患者の負担が少ない。

坐位における悪い姿勢と良い姿勢

- **坐位の悪い例（背中が前に倒れている）**：垂直に刺しづらい。術者から遠くなる。お腹が苦しくなり、丸まりづらい（**図2左**）。
- **坐位の良い例（背中が前に倒れていないが、丸くなっている）**：なるべく背中を丸くして（額と膝ができるだけ近くなるように背中を丸めさせることが重要）、肩の傾きや体幹のねじれがないようにする（**図2右**）。

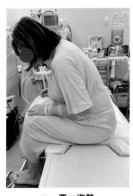
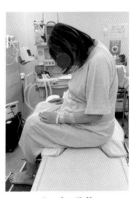

× 悪い姿勢　　　　　　○ 良い姿勢

図2 坐位の姿勢

坐位における介助 （図3）

● 介助者は、アレルギーの初期症状などを見逃さないように妊婦を観察する。また声掛けなどを行い、安心させることが大切である。

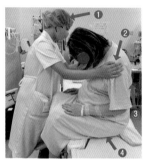
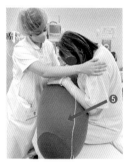

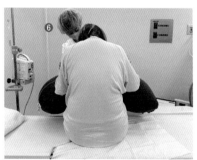

（図3）坐位における介助のポイント

❶術者だけでなく介助者も帽子とマスクをつける。
❷肩を支えて傾いたり、倒れたりしないように注意する。
❸背中は地面に対して垂直にして、背中を丸める
❹ベッドに深く腰掛ける。
❺クッションを抱かせると丸まりやすい。
❻背中側から見た様子

坐位における穿刺の実際 （図4）

● **クッションを利用する**：自然に姿勢が丸まりやすくなり、また抱くことで安心感が得られる。

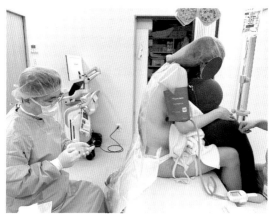

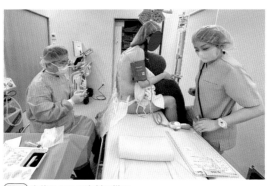

図4 坐位における穿刺の様子

硬膜外鎮痛の体位②（側臥位）

側臥位の特徴

- 産婦にとって楽な姿勢である。
- 麻酔中の血圧低下など、バイタルサインの変化が生じにくい。

側臥位における悪い姿勢と良い姿勢

- **側臥位の悪い例（左の肩が前に倒れている）**：脊椎がまっすぐ丸まらないため穿刺が困難となる（**図5上**）。

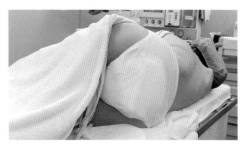

× 悪い姿勢

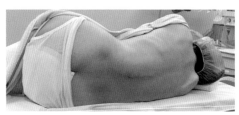

○ 良い姿勢

図5 側臥位の姿勢

- **側臥位の良い例（左肩が前に倒れこんでいない）**：右肩・左肩・背中が地面に対し垂直になっている（**図5下**）。

側臥位における介助　図6

- 体のねじれがない状態で介助者が妊婦を固定保持する。

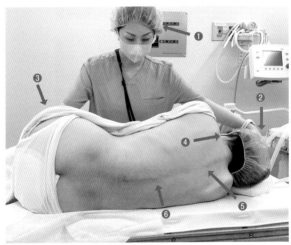

図6 側臥位における介助のポイント

❶術者だけでなく介助者も帽子とマスクをつける。
❷頭を支えて、丸まりを補助し、急激な動きを抑える。
❸脚の膝あたりに手を置き、身体の丸まりをサポートしつつ、急激な動きを抑える。
❹右肩と左肩が地面に対し垂直になっている。
❺仙骨から背中全体に視認性をよくするが、必要以上の肌の露出は控える。
❻背中は地面に対して垂直にして、背中を丸める。

側臥位における穿刺の実際　図7

- **妊婦の気持ちを支える**：介助者は声掛けなどを行う。

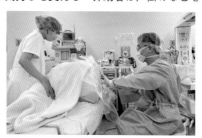

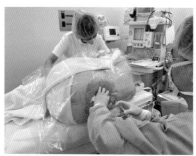

図7 側臥位における穿刺の様子

硬膜外鎮痛時の観察ポイント

- **胎児心拍数**：硬膜外鎮痛を行う前に確認する。
- **母体血圧測定**：①硬膜外カテーテル留置の処置の前、②カテーテル留置中、③テストドーズ投与後、④帰室前に計測する。
- **穿刺中の妊婦の症状**：しびれや痛みの訴えに注意する。

● **テストドーズ投与時・投与後の注意**：表

表 テストドーズ投与時・投与後の注意

投与時	● 母体のバイタルサイン ● 四肢の運動 ● 呼吸苦 ● 硬膜外カテーテル内に血液が引けないかどうか ● 局所麻酔中毒の症状（耳鳴り、めまい、ろれつが回らないなど）の確認 ● 皮膚症状（アナフィラキシー）
投与後	● 歩行中の転倒やふらつきに注意する

Point ▶ 低血圧予防

● 低血圧予防として乳酸リンゲル液（500～1,000mL）を急速に輸液する。

Point ▶ BMI と体位

● BMI25 未満の妊婦は側臥位、BMI30 以上の妊婦は坐位が良いとの報告もある[2]。

文献

1) 高崎眞弓. 硬膜外ブロック：5手技. 硬膜外鎮痛と麻酔：理論から手技の実際まで. 文光堂, 2009, 91.
2) Vincent, RD. et al. Whichi position is more comfortable for the parturient during identification of the epidural space? Ind J. Obstet.Anesth. 1, 1991, 9-11.

ii 無痛分娩開始時に行うこと

（柏木 邦友）

無痛分娩での異常は特に導入時に起きやすいので、導入時は頻回にバイタルサイン測定と観察を行うことになる。妊婦の自覚症状が最も大切なモニターになることを理解する。

開始から30分間と、その後1時間ごとに行うこと　図

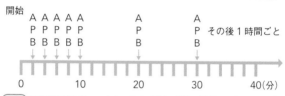

図 無痛分娩導入時のバイタルサイン測定の指標（文献1を参考に作成）

A：呼吸数、**P**：心拍数、**B**：血圧

- **投与開始から30分間と、その後1時間ごとに行うこと**：
  痛みのスケール（p.152「資料：NRS〈numerical rating scale〉」参照）での評価、運動神経ブロック、感覚神経ブロック（レベルチェック）

- **点滴（輸液負荷）**：点滴を行うと血圧低下を起こしにくい。

文　献

1） 平成29年度厚生労働行政推進調査事業費補助金（厚生労働科学特別研究事業）．無痛分娩の実態把握及び安全管理体制の構築についての研究．https://www.mhlw.go.jp/file/05-Shingikai-12601000-Seisakutoukatsukan-Sanjikanshitsu_Shakaihoshoutantou/0000203226.pdf（2023年10月30日閲覧）

iii 帝王切開が決まったら どうすればいいか

(柏木 邦友)

硬膜外無痛分娩から帝王切開になった場合の麻酔管理を硬膜外麻酔で行うか、脊髄くも膜下麻酔で行うかは施設によって分かれるが、本書では硬膜外で麻酔を行う前提での対応を紹介する。

無痛分娩中に必要な確認のポイント

● **使用している硬膜外カテーテルに問題がないか？**：使用している硬膜外カテーテルについて「しっかり麻酔は効いているか？」「左右差は大丈夫か？」「麻酔範囲は適切か？」など信頼できるかを、帝王切開が決まる前の無痛分娩中に確認しておく。

帝王切開決定後に必要な確認のポイント

● **緊急度を把握**：帝王切開決定後は緊急度を把握し、手術用の麻酔の妨げにならないように管理を行う。担当麻酔科医とどのように管理していくかを話し合う。

緊急帝王切開時の硬膜外麻酔以外の麻酔の選択肢

- 選択肢は、全身麻酔か脊髄くも膜下麻酔になる。全身麻酔は挿管のリスクなどの全身麻酔に伴う合併症があるため、極力避けたいところである。脊髄くも膜下麻酔は予定帝王切開では最も広く利用されているが、以下の理由から硬膜外無痛分娩からの帝王切開の際には不向きであるため、脊髄くも膜下麻酔も避けるようにしている。

- **失敗率が高い**：硬膜外に薬液が残っており、薬液を髄液と思って、脊髄くも膜下麻酔の薬を入れると、硬膜外に投与していることにより、麻酔が効きづらい。また、硬膜外腔が薬剤投与により広がっており、くも膜までの距離が遠くなり、くも膜下腔も狭くなるため、難易度が上がる。

- **成功しても麻酔が広がりやすい**：硬膜外腔が薬液で広げられているため、相対的にくも膜下腔が狭くなっており、ここに脊髄くも膜下麻酔用の薬液を入れると、いつもより狭いところに薬が入るため、予想以上に広がりが起こることがある。

帝王切開決定後の対応

● **麻酔の範囲は十分か？**：帝王切開の麻酔範囲として Th5 まであると安心である[1]。無痛分娩でここまで効かせておく必要はないが、麻酔が広がりづらい人はあらかじめ麻酔科医に報告しておく。

> **対応** 医師に報告し、信頼度の低いカテーテルでは硬膜外カテーテルを入れ替えておく。

● **最後の薬剤投与をいつにするか？**：無痛分娩の薬剤と帝王切開の薬剤は異なる。

> **対応** いつまで無痛分娩の薬を入れて、いつに帝王切開の麻酔を入れるかを麻酔科医と相談しておく。

● **全身麻酔のリスクがあるか？**：硬膜外カテーテルがうまく効いていない場合、全身麻酔になることがある。

> **対応** 絶飲食時間、挿管／換気困難など、事前に評価できる項目があれば評価し、麻酔科医に伝えておく。

文献

1) 横山和子．脊椎麻酔．診断と治療社，2000，273．

症 状

① 痛みを訴えている

（柏木 邦友）

　痛みがある場合、いつから、どのくらい、どこが、どのように痛いか、麻酔のレベルは適正かの評価が必要で、緊急性のあるものか、突発痛か、麻酔不足かを評価する。

フローチャート

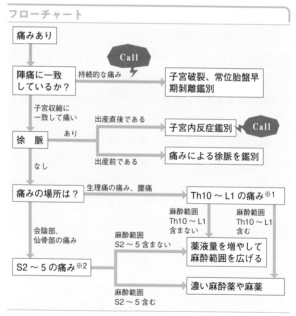

※1（Th10〜L1の痛み）：分娩I期から始まる生理痛や腰の痛みと表現される

※2（S2〜5の痛み）：分娩II期を中心とした（I期後半から起こることも）痛み。会陰部痛、強い圧迫感と表現される。

医師への報告が必要な鑑別のポイント

- **どこが痛いか？**：部位（子宮か会陰部）を確認する。子宮が痛ければ Th10〜L1 の痛みが中心であり、会陰部が痛ければ仙骨領域の痛みが中心と予想できる。現在の麻酔範囲と比較し、場所が覆えているかを評価する。

- **どのくらい痛いか？（NRS）**：痛みの強さで薬の強さや投与速度を考える（p.152「資料：NRS（numerical rating scale）」参照）。

Point ▶ **麻酔は必要最低限で、強すぎる麻酔に注意！**

- 重篤な合併症である子宮破裂や常位胎盤早期剝離では、持続的な痛みが特徴で、間欠期がないことが重要な鑑別ポイントになる。ただし、強く麻酔が効いていると痛みに気付きにくいこともある。

- 麻酔が強すぎる場合ほどその可能性が高まるため、必要最低限の量にしておくことが大切である。

- **いつから痛いか？**：急激な痛みか、徐々に痛くなってきたのかを確認する。急激な痛みは突発痛のように、麻酔が足りてない範囲に痛みが起こったか、子宮破裂のような異常な状態かを考える。徐々に痛みが出てくる場合は麻酔が切れているのかもしれない。時間とともに麻酔域が変化していくことは十分に考えられるので、麻酔域や効き具合を評価する必要がある。

- **徐脈があるか？**

  > **Call** **出産直後で徐脈がある場合**：医師が子宮内反症との鑑別を行う。子宮内反症の場合は迷走神経反射により徐脈傾向になる。分娩後の血圧低下時は必ず心拍数も見るようにする。

  ## ⌇Pitfall⌇ 痛みによる徐脈で心拍数が下がる？

  - 通常、痛みがある場合は心拍数が増加するが、急激に強い痛みが出る場合は迷走神経反射で心拍数が下がることもある。

- **痛みが子宮収縮と一致するか？**

  > **Call** **持続的な痛みがある場合**：医師が子宮破裂や常位胎盤早期剥離との鑑別を行う。

- **子宮破裂、常位胎盤早期剥離**：無痛分娩では取り切れない痛みとして認知されることもある。正常な子宮収縮のように痛いときと痛くないときのメリハリがなく、常に強い痛みが起こる。胎児心拍異常がすぐには出てこないパターンもある。

  > **Call** 緊急性がとても高いので、疑いがあれば医師への報告が必須である。

- **子宮内反症**：持続的な痛みとして認識されることもある。無痛分娩での出産後でも痛みが出ることがある。出血性ショックで血圧が下がると心拍出量を維持しようと心拍数が上昇するが、子宮内反症では迷走神経反射が起こり

心拍数は減少する。

Call ▶ 緊急性が高く、医師への報告が必要である。

Point ▶ **子宮内反症の部分的な内反**

● 部分的な内反では超音波所見でもわかりづらいケースもあるので、バイタルサインの変化が参考になる。

考えられる原因と対応

● **麻酔の濃度が薄い**：保冷剤で麻酔の範囲を確認する。麻酔が効いていて冷感を感じない場所と麻酔が効いていない場所（例：顔）を比較し、何割くらい冷たさが取れているかを確認する。冷感を全く感じないくらい効いていても痛みが出る場合はある。

対応 ▶ 保冷剤を用いて麻酔の範囲を確認して、麻酔が薄い場合は薬剤を追加投与する（局所麻酔薬＋麻薬）。冷感をある程度感じていれば、麻酔が足りていない可能性がある。濃度が適切かどうかは運動神経ブロックも評価法の一つとなる。脚が動かないくらい効いている場合は、この範囲に限っての濃度は十分と考えられる。

Point ▶ **麻酔が効いている範囲なのに痛みが出る**
場合

● 投与濃度を増やす。また、麻薬を併用することにより、必要局所麻酔薬の量を軽減できる。

● **麻酔の範囲が狭い**：分娩Ⅰ期は子宮の痛みが中心となり、Th10〜L1 の範囲の麻酔が効いていることが必要である。分娩Ⅰ期後半からは仙骨領域の痛みも出現するため、この時期は仙骨領域の麻酔が効いているかを評価する。

　対応 ▶ 保冷剤を用いて麻酔の範囲を確認し、麻酔の範囲が足りない場合は薬剤を追加投与する（局所麻酔薬＋麻薬）。局所麻酔薬濃度が高くなりすぎるようであれば、麻薬を併用することで局所麻酔薬必要量を下げることができる。

Point ▶ **仙骨領域の麻酔に適した体位**

● 仙骨領域の痛みに対する麻酔薬は、坐位で投与したほうが仙骨領域に広がりやすい。

Point ▶ **麻酔範囲が狭く、麻酔も薄い場合**

● 麻酔範囲が狭いことと、麻酔が薄いことを明確に鑑別することは難しく、どちらも部分的に足りないこともあるので、早く痛みを取ることを優先し、どちらも満たすような薬剤の投与などを検討する。

- **突発痛（breakthrough pain）**：主に分娩Ⅰ期後半から Ⅱ期に起こる下腹部痛、会陰部などに起こる痛みで、S2〜5 の支配神経に十分に麻酔が効いていないことで起こる。

    対応 → 基本的には上記の麻酔濃度が不足しているか、麻酔範囲が足りていないかのどちらかまたは両方が原因となる。

Point ▶ 急激な分娩進行による痛み

- 痛みが出るということは急激に分娩が進んでいることもあるので内診を行う。また痛みが取れた後に急激に分娩が進行することもあるので、痛みが取れた後にも内診しておくほうがよい。

- **強烈な痛み**

    対応 → 強烈な痛みであればリドカインのような即効性のある薬剤やメイロン®などを添加するなどを考える。

- **そこまで強くない痛み**

    対応 → 運動神経ブロックの少ないロピバカインやレボブピバカインを考える。

- **カテーテル逸脱**：逸脱の症状 (p.89「10 麻酔が片側にだけしか効かない、図」参照) には、麻酔範囲が突然消失する、あるいは急速な範囲縮小、片効きなどがある。逆にカテーテルのくも膜下迷入もカテーテルの硬膜外からの逸脱となり、この場合は逆に麻酔範囲の異常拡大や強い麻酔効果となって現れる。

対応 カテーテルの位置異常であれば、調整や入れ換えを行う。コイル入りのカテーテルでない限り、X線などで位置異常を確認する方法はないため、状況判断で診断する。くも膜下迷入の鑑別は吸引試験で確認できる可能性が高い。また、カテーテルは妊婦がベッド上で安静にしていても動いてしまう可能性がある。

- **重篤な産科合併症**：子宮破裂や常位胎盤早期剝離、子宮内反症など

  救急対応 医師に報告し、診断を仰ぐ。情報を周知し、人手を集め、ダブルルートの確保、バイタルサインの頻回の測定を行い、必要な治療を行う。緊急度を決定し、帝王切開を含めた準備を行う。

Pitfall 会陰・腟壁血腫は麻酔で痛みを感じにくい

- 比較的経験しやすい産科合併症である会陰・腟壁血腫などがある場合に、麻酔によって痛みに気づきにくいことがある。そのため、分娩後の出血を見る際には必ず陰部が腫れていないか、視診だけでなく触診でも確認しておく必要がある。

硬膜外カテーテルから薬が入らない、入りにくい、ドーズでアラームが鳴る原因

- **機器の物理的閉塞**：カテーテルとの接続部が適切に組み合わさっていない場合や、カテーテルが折れ曲がっている状態で起こりえる。接続やカテーテルを確認する。実際に接続部をつけなおしてみないと見た目にはわからないこともある。

- **脊椎に挟まれている**：カテーテルが硬膜外からずれている場合で、ときに骨に挟まって薬が入りづらい場合がある。体勢を変えたり、背骨を曲げたりひねったりするとよくなることがある。あるいはカテーテルを1〜2cm引くことで解除されることがある。

- **麻酔の片効き**：p.88「10 麻酔が片側にだけしか効かない」参照。

  対応 ➡ 薬剤は重力の影響を受けやすいので、痛いほうを下にすると効きやすい。カテーテルの逸脱が原因となることが多く、カテーテルの引き抜きや入れ替えが根本的な解決となるが、ある程度許容範囲の片効き（左右差はあるが、痛みは取れている）は効きにくい側を下にするなどで対応することもある。ただし、緊急帝王切開には対応できないので、緊急帝王切開の可能性があるなら、早めにカテーテルの入れ替えなどを行うほうがよい。

- **陣痛が強すぎる**

  対応 ➡ 子宮収縮薬の量を減らす。

麻酔の範囲が思った以上に広がらず、痛みがあるときはカテーテルが抜けていることも考えよう！

● 思った以上に効かない場合の原因の多くはカテーテルの位置異常であるが、抜けていることも位置異常の一つである。このコラムを書いている日にカテーテルが抜けていて、気づくのが少し遅くなったので、自省の念をこめて紹介する。妊婦は妊娠36週初産で無痛分娩をもともと希望しており、破水したため、緊急入院で無痛分娩開始となった。通常通り薬剤を投与しても麻酔範囲がTh12〜L3くらいで左右差はなく、なかなか痛みが取れなかった。投与量を2倍にしてようやくNRS0、Th11〜L5くらいとなり、疑問に思いつつ、時間が経過した。その後分娩が進み再度痛みが出てきたので位置異常を考え、カテーテルを入れ替えようと横を向かせたところ、皮下が膨隆しており、カテーテルが抜けていることが発覚した。

● **硬膜外からカテーテルが抜けていても皮膚から抜けていない場合**：薬剤が皮下組織に流れ込むことで、体内に吸収されてしまう。そのため、洋服に薬剤が漏れだしたりすることもなく、見た目にも気づきにくい。皮下組織に流れ込むことで副作用は出るが、硬膜外には入っていないので麻酔効果がなく、痛みが取れない原因になるので、注意してほしい。

> **Column**　**痛みを取り除く薬以外の方法**

● **圧迫刺激（腰をさする、会陰部の圧迫）による疼痛緩和**：一定の鎮痛効果があり、自然分娩でよく行われている。ゲートコントロール理論[1]と説明され、痛みと同じ範囲の場所を刺激することで痛みが和らぐ。

● **その他に薬剤以外の鎮痛方法**：TENS（電気刺激療法）、ヒプノセラピー（催眠療法）、アロマテラピーなどが挙げられる。

1）　柏木邦友. とれない「痛み」はない. 幻冬舎, 2022, 46-8.

② 吐き気がある

(柏木 邦友)

吐き気の原因は麻酔薬以外の原因のことが多い。原因がわかれば根治療法となるが、不明な場合は対症療法を行う。

フローチャート

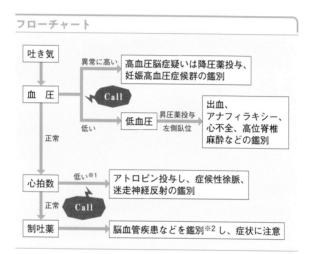

※1：入院時より明らかに低い、心拍数 50bpm 未満など
※2：脳神経症状（ろれつが回らない、意識障害など）を確認する。

医師への報告が必要な鑑別のポイント

● **血圧はどれくらいか？**：血圧が高い場合、脳に行く血流が増加し、脳圧が高まるため頭痛や吐き気が起こる。逆に血圧が低い場合は脳に行く血流が低下するため、脳が虚血状態となり、吐き気が起こる。この吐き気は生理的で、吐き気が起こることで自然と横になり、脳の血流を増やそうとする。

> **Call** ▶ **高血圧時**：吐き気、頭痛、視力障害、息苦しさ、血圧は 140／90mmHg を超えた場合は医師に報告する。

> **Call** ▶ **低血圧時**：吐き気、めまい、あくび、頭痛や頭重感、失神、耳鳴り、視界が暗くなる、動悸など。

Point ▶ **通常時の血圧を指標にして判断**

● 血圧は元の血圧が高かったり、低かったりする場合があるので、通常時の血圧を指標にして判断する。たとえば、妊娠中の血圧のコントロールが悪く高い場合は、その妊婦にとっての正常値も高くなるため、通常の妊婦では正常血圧でも、血圧高値妊婦では相対的低血圧となることがある。

2章　無痛分娩中の症状&トラブルへの対応

② 吐き気がある

血圧低下の原因

- 血圧低下の原因は仰臥位低血圧症候群が最も多く感じるが、麻酔の影響もある。分娩の問題としては出血が最も多い。

● **心迫数は低いか？**：通常、血圧が低下すると、心拍数を増加させることで臓器血流を維持しようとするため、心拍数が増加する。ところが、迷走神経反射が起こった場合は逆に心拍数が低下する。そのため、出血などで血圧低下と心拍数が増加した場合と比較して、脳への血流は低下してしまうので、意識障害などの症状は出やすい。血圧計を見た場合は必ず心拍数も見るようにする。

● **頻脈があるか？**：頻脈の場合は動悸症状が出るが、血圧が低下した反射で頻脈になるため、生理的な反応である。頻脈は発熱、痛み、興奮などでも起こるので、無痛分娩中でもよく見かける。心電図が読めるのであれば、洞性頻脈かどうかだけでも確認するとよい。ただ洞性頻脈というだけですぐに医師を呼ぶ必要はないが、なぜ頻脈なのか原因を考えながら、判断に迷ったら医師を呼ぶ。

> **Call** 一方、徐脈になった場合は、吐き気、めまい、あくび、頭痛や頭重感、失神、耳鳴り、視界が暗くなる、動悸などの症状が起こる。徐脈の場合は症状が起こりやすいので医師を呼ぶ。

低血圧時の観察のポイント

- 顔や手足など、観察できる場所をみることで血圧計よりも早く評価できる。正常時を観察していないと、異常に気づけないことがある。観察のポイントを以下に説明する。

- **顔の観察**：低血圧時は顔面蒼白になり、唇も紫色になることがある。

- **手足の観察**：橈骨動脈を触れるが弱い、または触れない。低血圧時には脈拍数が増えることが多い。手足は末梢血管が収縮するため、冷たくなる。

- **患者の様子をよくみる**：助産師や看護師が、気分の悪い妊婦を見たときに、モニターばかり見ながら、とりあえず血圧を測ろうとしていないだろうか。その前に、妊婦を観察するだけでもいろいろな情報が読み取れる。モニターをみるだけでなく、妊婦を直接しっかり観察することが非常に大切である。

- **血圧や心拍数に異常がないときは？**：制吐薬を投与する。制吐薬はメトクロプラミドが投与されることが多いが、自由診療においてはオンダンセトロンなど5-HT₃受容体拮抗薬を投与することもあるが高価である。薬剤を使用しない方法として、内関のツボ（**図**）を刺激する方法もある。圧迫刺激だけでなく置き鍼をすることもある。

Call　脳症状による吐き気は医師による対応を行うほうがよい。

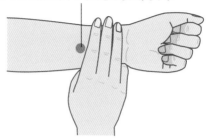

手首のシワから指3本下がったところにあるツボ

（図）内関のツボ

分娩時の吐き気の特徴

- 吐き気があっても、バイタルサインなどに異常がなければ、慌てずに経過を観察する。

- **バイタルサインの崩れを見逃さない**：吐き気の多くはほぼ制吐薬対応になるが、慣れすぎてバイタルサインの崩れがあることを見逃さないように注意する。

- **分娩時に起こる吐き気の特徴**：分娩時に起こる吐き気は吐くとすっきりするが、少し時間がたつとまた吐き気に襲われる。

- **メトクロプラミドの使用時の説明**：吐き気がおさまっているときに、妊婦に制吐薬を希望するか聞くと「大丈夫です」と言われることがあるが、メトクロプラミドは嘔吐の発生を予防する効果もあるため、予防的に使用することを説明すると妊婦が投与を受け入れやすい。

考えられる原因と対応

- **脳症状による吐き気**：脳症状による吐き気は医師による
  対応を行うほうがよい。

  救急対応 血圧高値により起こる吐き気は脳出血や
  PRES（posterior reversible encephalopathy
  syndrome；可逆性後頭葉白質脳症）の前兆の可能性
  もある。早期発見のチャンスかもしれないので、医師
  に報告する。

- **血圧低下**：出血や麻酔薬の血圧低下作用により吐き気が
  起こる。

  対応 出血の場合は医師を呼ぶとともにダブルル
  ート以上の静脈路を確保し、輸液を禁忌でなければ全
  開投与、輸液は細胞外液を使用し、状況に応じて膠質
  液を使用する。出血量が多ければ輸血などの血液製剤
  を使用する。出血量はショックインデックス（SI）を
  参考に速やかに評価する。早期にトラネキサム酸など
  の止血薬を使用する。一次施設であれば搬送のタイミ
  ングを逃さないようにする。制吐薬の投与を行っても
  よい。原因が麻酔薬の場合は、下記の「麻酔薬の副作用」の対応を参
  照。

- **麻酔薬の副作用**：フェンタニルの副作用で吐き気があ
  る。

  対応 予防方法として、使用する薬剤を必要最低
  量にしたり、メトクロプラミドや5-HT₃受容体拮抗
  薬を投与したりする。ただ、経験として硬膜外フェン

タニル投与で吐き気が起こりやすいとは言えず、子宮収縮薬や止血薬、分娩進行に伴う吐き気も鑑別に挙がる。子宮収縮薬の副作用で起こる場合は分娩後の投与で起こりやすい。子宮平滑筋に作用する薬は消化器平滑筋にも作用するので吐き気が起こる。予防的に制吐薬を投与することもある。

Point ▶ **投与の速さにも注意する**

- トラネキサム酸やメチルエルゴメトリンマレイン酸塩の急速静注では吐き気がほぼ必発と言ってよいので、投与は緩徐に行うほうがよい。

- **子宮収縮薬の副作用**：ほとんどの子宮収縮薬の副作用に吐き気がある。

  対応 ▶ 前頁「麻酔薬の副作用」の対応を参照。

- **出産に伴う変化**：分娩が後半に差し掛かると吐き気が起こる。

  対応 ▶ 生理的反応であり、根治療法はない。そのため対症療法となり、制吐薬投与を行う。

症 状

③ 体が震える

(柏木 邦友)

　妊婦は医療従事者が思っている以上に、妊婦は体が震えることに対して不安や苦しさを感じている。強烈な震えでは SpO_2 低下や発熱が起こることもある。

フローチャート

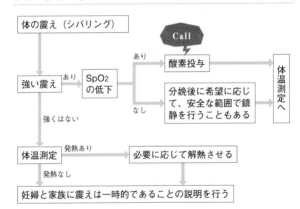

Column **硬膜外無痛分娩と非硬膜外無痛分娩との比較**

● Cochrane review でも硬膜外無痛分娩により発熱が起こるとされているが、同報告の硬膜外無痛分娩と非硬膜外無痛分娩との比較では、シバリングに関して有意差がないとされている[1]。

Point ▶ 妊婦と家族に対する震えの説明

● ひどいときには全身が大きく震え、妊婦本人は自制の利かない体に戸惑い、家族は重大な異常が起こっているのではないかと不安になる。1時間ほどで落ち着くことが多いので、一時的な症状である場合が多いことを説明して安心させることが大切である。

医師への報告が必要な鑑別のポイント

● **震えなのか、痙攣なのか？**：痙攣の多くは意識障害を伴う。この場合、子癇発作やてんかんが鑑別に挙がる。てんかんの中には意識障害を伴わない単純部分発作があるが、震えというより、手足や顔のつっぱり、ねじれなどの動作が大きい。意識障害がない場合は、フローチャートに沿って判断を進め、落ち着いた対応でよい。

　　Call ▶ 意識障害がある場合：医師を呼ぶことが必須である。

● **強い震えがあるか？**：シバリングには、手足が少し震えるものから、大きく全身が震えるものまである。大きく震える場合は筋肉の収縮も強く、酸素消費量が増加し、空気下では時に低酸素血症になることもある。

　　Call ▶ 低酸素血症が起こる場合：酸素投与などの対応が必要なので医師を呼ぶ。ひどくならないと症状に出てこないので、パルスオキシメーターを近くに準備しておく。

- **体温に異常はないか？**：シバリングにより筋肉の収縮が起こり、シバリング中に発熱することがある。シバリングが収まってから発熱する場合もある。
- **どんなタイミングで起こりやすいか？**：発熱時、発熱前、低体温時などの体温変化はシバリングの結果起こると考えられる。シバリングは、日常生活の中で低体温時に発熱のために起こるが、無痛分娩では低体温にならなくても起こるため、発熱してしまう。

考えられる原因と対応

- **強い震え**：シバリング中は血管が収縮しているうえに震えているので、血管確保は困難となる。

  対応 ➡ 分娩中は経過観察と対症療法を行い、原因があれば除去する。分娩後はつらい症状を軽減するために、鎮静薬を少量投与する。

- **シバリングによる発熱**

  対応 ➡ 解熱は動脈のクーリングが多く行われる。硬膜外無痛分娩下では麻酔域では冷感や痛みが消失しているため、皮膚損傷に気を付ける。冷たい輸液やアセトアミノフェンの投与を行うこともある。

- **低酸素血症**：震えは筋肉の収縮によるもので酸素を多く消費するため、低酸素血症にも気を付ける。

  対応 ➡ 酸素投与で解決できるので見逃さない。

● **薬剤性（子宮収縮薬、鎮痛薬、麻酔薬など）**

対応 ▶ 原因があれば除去するが、はっきりとした原因を見つけることは難しく、基本は経過観察と対症療法を行う。

文献

1) Anim-Somuah, M. et al. Epidural versus non-epidural or no analgesia for pain management in labour（Review）. Cochrane Database Syst Rev, 5（5）, 2018, CD000331.

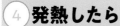

症状

4 発熱したら

（林 聡）

発熱は、無痛分娩の約 20％ で起こり、自然分娩の 5％ 前後に比べても頻度が高い[1]。子宮内感染との鑑別が困難であるため、分娩管理方針を決定し実行する必要がある。

フローチャート

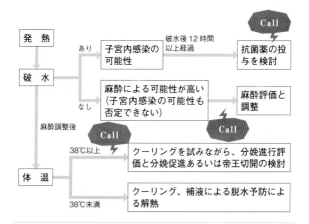

Point ▶ 分娩歴も確認する

● 初産婦に発熱が起こりやすい。ただし、麻酔による発熱の原因は不明で、分娩前の鑑別も困難である。

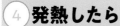

症状

4 発熱したら

（林 聡）

発熱は、無痛分娩の約 20％ で起こり、自然分娩の 5％ 前後に比べても頻度が高い[1]。子宮内感染との鑑別が困難であるため、分娩管理方針を決定し実行する必要がある。

フローチャート

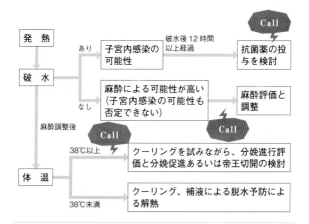

Point ▶ 分娩歴も確認する

● 初産婦に発熱が起こりやすい。ただし、麻酔による発熱の原因は不明で、分娩前の鑑別も困難である。

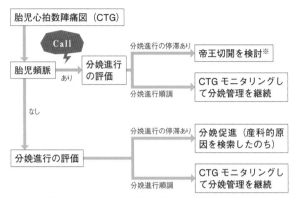

※：分娩促進により経腟分娩可能と判断される場合は CTG モニタリングしながら分娩を促進し、CTG の所見により帝王切開への変更を検討する。

医師への報告が必要な鑑別のポイント

● 発熱がある場合は分娩を積極的に進め、早期に児娩出を試みる必要がある。

● **破水があるか？**：羊水混濁の有無について確認する。

> **Call　破水している場合**：子宮内感染の可能性を考慮する。

> **Call　破水していない場合**：破水がない場合も子宮内感染は否定できないが、麻酔の影響による可能性が高い。

> **Call　前期破水などによる子宮内感染**：絨毛膜羊膜炎との鑑別を行う。

- **体温は 38℃以上か？**：子宮内感染の可能性を念頭に発熱の原因を検索する。

- **破水後に発熱（38℃以上）する場合や未破水でも分娩中に 38℃を超えるような場合**：クーリングを試みても解熱しない場合には分娩方針の検討が必要である。

- **CTG で胎児頻脈や分娩進行の停滞があるか？**：胎児頻脈がある場合は、児娩出までの時間をなるべく短縮する必要がある。分娩進行に停滞があるようであれば、分娩の促進を検討する。

- **発熱の有無にかかわらず胎児頻脈を認める場合**

  Call ▶ 原因検索が必要である。また発熱（38℃以上）を認める場合は、分娩方針の検討が必要である。

- **分娩進行の評価**：産科的な要因を検索し、対処不可能であれば帝王切開を検討する。

考えられる原因と対応

- **代謝亢進、発汗の減少、呼吸数減少、非感染性炎症（サイトカインの関与）、分娩歴が初産の場合**

  対応 ▶ クーリング、補液による脱水予防と解熱を行い、分娩を促進する。

- **前期破水などによる子宮内感染**

  対応 ▶ 抗菌薬の投与を検討する。

文献

1 ） Segal, S. Labor epidural analgesia and maternal fever. Anesth Analg. 111 （6）, 2010, 1467-75.

⑤ 脚が動かない場合

（柏木 邦友）

脚が動かない原因は局所麻酔薬によることが多い。くも膜下迷入、脊髄神経圧迫疾患を鑑別するとともに、圧迫による神経障害に注意を払う。

フローチャート

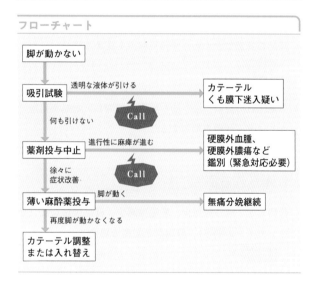

医師への報告が必要な鑑別のポイント

脚が動かないときとは、どのくらいからが異常なのか？

- どの程度脚が動くかを客観的に表現する方法にBromageスケールがある（**図1**）。
- **膝が立てられない（Bromageスケール1）**：異常または麻酔の効きすぎである。
- **膝や足首が動かせない（Bromageスケール2・3）**：明らかな異常である。

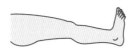

3（完全遮断ブロック）：踵膝が動かない状態

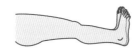

2（ほぼ完全遮断ブロック）：踵のみが動く状態

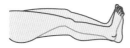

1（部分遮断ブロック）：膝がやっと動く状態

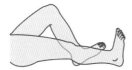

0（運動遮断なし）：踵膝を十分に動かせる状態

図1 Bromageスケール

吸引試験で液体が引けるか？

● **脚が動かない場合は、まずは吸引試験を行う**（図2、動画●1、2）：コツは、ゆっくり時間をかけて吸引することである。髄液も投与する薬剤も透明な液体なので、間違えやすい。薬剤の場合はそれほど量は引けないが、髄液の場合は延々と引ける。また鑑別として、液体に糖の有無を見ると、髄液の場合は糖が検出される。疑わしい場合はくも膜下迷入と考えるほうが無難である。

Call ▶ 液体が引けた場合：髄液吸引はくも膜下迷入のサイン、血液吸引は血管内迷入のサインである。局所麻酔薬がゆっくり引ける可能性もあるので間違えないように医師に判断を仰ごう。

動画●1 髄液吸引：くも膜下迷入のサイン

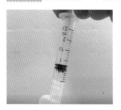

QRコード

動画●2 血液吸引：血管内迷入のサイン

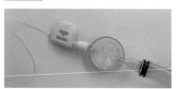

QRコード

図2 吸引試験　　QRコードから動画が再生できます。

Call **何も引けない場合**：硬膜外血腫、硬膜外腫瘍などとの鑑別を行う。

Pitfall 🔅 **吸引試験の吸引のコツ**

- 吸引はゆっくり、時間をかけ、2〜5mL ほどのシリンジで引いたほうがよい。引いた液体は、糖を確認する可能性があるので破棄しないように注意する。

原因が麻酔薬かどうか？

- **吸引試験でくも膜下迷入が否定された場合**：麻酔薬が強く効いているのか、血腫などで神経が圧迫されているのかを鑑別すべく、しばらく麻酔薬の投与を中断してみる。血腫などによる圧迫の場合は、薬剤中止後も神経症状が残存し、場合によっては神経症状が悪化していくことがある。
- **投与を中断して痛みが出ても脚が動かない場合**：麻酔薬以外の原因が考えられる。
- **投与を中断して脚が動くようになった場合**：局所麻酔薬が効きすぎたと考えられる。

考えられる原因と対応

● **くも膜下迷入**：硬膜外穿刺時に迷入することが多いが、穿刺時に硬膜外に挿入されていても、時間経過とともにくも膜下に迷入することがある。まずこれを疑う。

> **対応** 膝が立てられない場合に、吸引試験で髄液が引けたらくも膜下迷入である。ほとんどの場合は硬膜外麻酔のカテーテルを調整または入れ替えるだけで解決する。

● **硬膜外血腫**：複数回の穿刺、凝固障害などがリスク因子となる。

> **対応** しばらく薬を中断しても進行性に脚が動かない場合、MRI で確認する。疑った場合、専門医（脳神経外科、整形外科）に相談する。

⚡Pitfall 硬膜外血腫は早期診断・早期治療が重要

● 血腫により神経圧迫症状が起こることで、麻痺症状が起こり、虚血時間が長いと不可逆的な麻痺となる。8 時間以内に診断と治療が開始されることで、不可逆的変化を抑制する。

● **麻酔に関わる神経損傷**：原因はほぼ穿刺時の損傷である。何よりも神経を傷つけないことが大切である。

> **対応** 硬膜外鎮痛針穿刺時に神経症状があり、症状が持続する場合は神経損傷を疑い、麻酔科に相談する。

Column **圧迫による神経損傷とその予防**

● 圧迫による神経損傷の原因の一つに、無痛分娩中に
固いベッドなどで足の神経が長時間圧迫されて損傷
することがある。特に腓骨神経が損傷しやすい。ま
た、硬膜外無痛分娩中は圧迫による痛みなどを感じ
づらく、神経損傷が起こりやすい。時間とともに姿
勢を変えたり、神経を圧迫しない体位をとったりす
るなど予防が重要である。

● **局所麻酔薬が強すぎる**

　対応 ➡ 麻酔薬を薄めることで脚が動きやすくな
る。

● **薄い麻酔薬でも再び脚が動かなくなった**

　対応 ➡ 再度、脚が動かないのであれば、カテーテ
ルの位置異常もあるので、調整や入れ替えを行う。

⑥ いきめない、いきみづらい

（林 聡）

　麻酔の影響で、陣痛の感覚がわからない、あるいは下肢の運動が難しくなることがあり、そのためいきみづらいなどのトラブルを生じる。産婦に適した麻酔が重要となる。

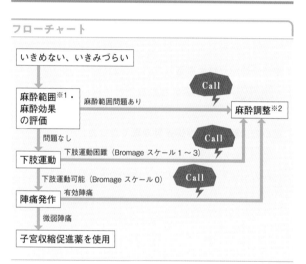

※1：麻酔範囲 Th10〜S 領域（S2）
※2：p.68「フローチャート」を参考に麻酔調整を行う。

医師への報告が必要な鑑別のポイント

● **適切な麻酔範囲であるか？**：麻酔範囲（Th10〜S領域
〈S2〉）を確認する。

> **Call** ➤ **麻酔範囲に問題がある場合**：麻酔レベルを
チェックするなど麻酔調整を行う。

● **下肢の運動が可能かどうか？**：Bromageスケールで下
肢の状態を確認する（p.69「5 脚が動かない場合、図1」参照）。

> **Call** ➤ **下肢運動困難（Bromageスケール1〜3）**
な場合：麻酔調整を行う。

● **陣痛発作時の感覚がわかるか？（有効な陣痛かどうか）**：
陣痛の感覚がわかりづらい場合は、医師を呼んで対応す
る。

> **Call** ➤ **微弱陣痛（陣痛が弱い）**：子宮収縮促進薬
を使用する。

> **Call** ➤ **有効陣痛**：麻酔濃度を調整する。

> **Point** ▶ **産婦それぞれに適した無痛分娩の理想的**
> **な麻酔**
>
> ● 産婦により適切な麻酔量や麻酔濃度には違いがある
> ので、下肢の運動、陣痛の感覚の有無の観察が重要
> である。

考えられる原因と対応

● **不適切な麻酔で下肢が動かしづらい**

　救急対応 ➡ 麻酔投与量の検討、麻酔域の確認を行う。

● **微弱陣痛**

　対応 ➡ 子宮収縮促進薬の投与、人工破膜による分娩促進を行う。

● **産婦に努責のコツを指導する（不適切な努責）：**

　対応 ➡ 助産師による努責のタイミングやいきみかたの指導や練習を行い、分娩体位を検討する。

Point ▶ **努責のタイミングやいきみかたの指導の重要性**

● 自然分娩であっても、初産婦は努責が上手にできないことが多いが、特に無痛分娩では、麻酔が問題なく有効な陣痛であっても、自然に努責がかからないため、分娩介助時に助産師が努責のタイミングや方法を指導することが重要である。

症状

⑦ 頭が痛い

（柏木 邦友）

　頭痛の時は必ず随伴症状や、非妊娠時から頭痛が起こりやすいか（いわゆる、頭痛もち）なども確認する。

フローチャート

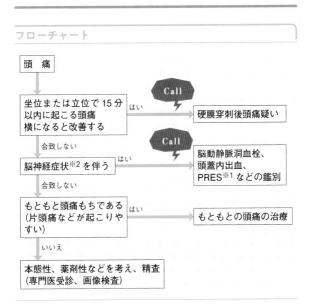

※ 1：PRES（posterior reversible encephalopathy syndrome；一過性可逆性脳症）

※ 2：高血圧、嘔吐、耳鳴り、意識障害、視野障害、痙攣など

医師への報告が必要な鑑別のポイント

● **もともと頭痛の持病があるか?**：非妊娠時から片頭痛などの頭痛もちの場合、片頭痛が起こることもある。

● **脳神経症状を伴うか?**

　Call ▶ 脳静脈洞血栓、頭蓋内出血などが疑われる。

● **硬膜穿刺後頭痛**：硬膜穿刺後頭痛は頭が穿刺部位よりも高い位置（坐位や立位）になると頭が痛くなる特徴がある。時に強い肩こり、後ろに引っ張られる感覚、複視など頭痛以外の症状となって現れることもある。

Pitfall **髄液圧が上昇するので、症状が出にくい**

● 無痛分娩中は硬膜外に薬剤が投与されることで髄液圧が上昇するので、頭痛症状は出にくい。そのため、産後に痛みを訴えるケースがほとんどである。

考えられる原因と対応

● **硬膜穿刺後頭痛**：硬膜の穿刺孔から脳脊髄液が漏出することで引き起こされる。

　対応 ▶ 治療は内服ではカフェインが最もよく効くが母乳移行性もあり、長期投与は向かない。当院では、難治例に、漏出部位の脊椎硬膜外腔に自分の静脈血（ブラッド）を注入し、穴漏れを防ぐ（パッチをする）治療であるブラッドパッチを行っている。

Column　ブラッドパッチ

● ブラッドパッチとは、脳脊髄液の漏出部位である脊椎硬膜外腔に自分の静脈血（ブラッド）を注入し、穴漏れを防ぐ（パッチをする）治療である。日本でブラッドパッチが行われることは少ないが、症状が劇的に回復することがほとんどなので、早期離床や退院後の育児に影響が出ないように、当院では積極的に行っている。

● **PRES（posterior reversible encephalopathy syndrome；一過性可逆性脳症）の疑い**：頭痛、高血圧、意識障害、視覚障害、痙攣がある。

> 対応 ➡ 神経学的所見を画像診断で確認する。

● **脳静脈洞血栓の頭蓋内出血などの疑い**：経験したことのない激しい頭痛、嘔吐、高血圧、耳鳴りなどがある。

> 対応 ➡ 神経学的所見を画像診断で確認する。

⑧ 息が苦しい

（柏木 邦友）

　息が苦しいときは、まず SpO₂ を確認する。異常がある場合は医師を呼んで原因を検索する。体位による部分的な無気肺や、一時的に麻酔が上に広がることで呼吸筋が抑制されて SpO₂ が下がることも多い。

フローチャート

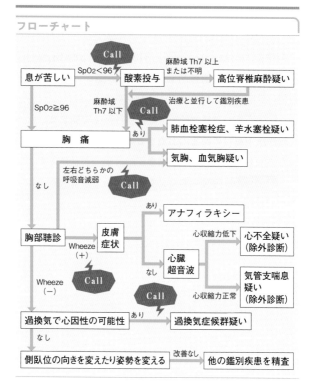

医師への報告が必要な鑑別のポイント

- **SpO₂ 値や呼吸数に異常はないか？**：SpO_2 を確認し、酸素投与なしで 96% 以上の場合は正常である。異常が見られる場合は、脈波（次頁の point 参照）も観察して適切に測定されているかどうかを評価する。

   Call **SpO₂90～95%**：異常の可能性があるので原因を検索する。体位による部分的な無気肺や、一時的に麻酔が上に広がることで呼吸筋が抑制されて SpO_2 が下がることが多いので、多くは問題になることはない。

   Call **高位脊椎麻酔**：広範囲に麻酔が広がった場合では呼吸筋の収縮が抑制され、肺が十分に拡張できなくなり、息苦しさを感じることがある。酸素投与後に麻酔域 Th7 以上または不明の場合は、高位脊椎麻酔が考えられる。

   Call **SpO₂90% 未満**：明らかな異常があると考え、酸素投与とともに、肺水腫や肺血栓塞栓症など重篤な疾患を鑑別していく必要がある。

- **呼吸数に異常はないか？**：呼吸数が 20 回／分以上であれば多いと考え、25 回／分以上で頻呼吸となる。また、呼吸の仕方も努力性なのか、浅い呼吸なのかを確認する。

- **胸痛があるか？　胸部聴診で左右差はあるか？**：胸痛の症状が出る呼吸苦疾患には肺血栓塞栓症、羊水塞栓、気胸、血気胸などが挙げられ、胸部聴診で左右差が見られれば、気胸、血気胸を疑う。

Call いずれの場合も重篤な疾患であるため、胸痛が認められれば医師を呼んで対応する。

Point ▶ **SpO₂ は脈波信号の変化にも注意**

- **脈波とは**：指先につけた SpO₂ のモニターは血管を通る血液の酸素飽和度を見ているわけであるが、このモニターに表示される血流の波形が脈波である（数字だけしか表示されない機種もある）。波の高いところは心臓が収縮したとき、波の低いところは心臓が拡張しているときを示しており、不整脈が起こると脈波の形も変化する。

- **脈波からわかること**：脈波を見ることで、SpO₂ が正確に測定できているかどうかや心拍数がわかる。他にも脈波を利用して動脈硬化を見る検査方法や脱水、輸液反応性の指標にもなる。

- **日頃から器械をしっかり評価する**：母体だけでなく、新生児蘇生時に装着するパルスオキシメーターでも、脈波が乱れている状態の数値はあてにならないことがある。たまに脈波がきれいに出ていて、SpO₂ が低くなっており、直ちに対応しなければならないケースにもかかわらず、接続が悪いと思ってパルスオキシメーターをつけなおしている姿を見ることがある。日頃から器械をしっかり評価できていれば、このようなことにはならない。

- **呼気性喘鳴（Wheeze）が聴取できるか？**：気管支喘息では Wheeze が聴取され、心不全やアナフィラキシーでも聴取されることがある。

  Call 呼気性喘鳴は何らかの重大な疾患が症状となって出ている。アナフィラキシーの有無を鑑別し、聴診で問題がなければ、他の疾患を鑑別する。

Column アナフィラキシーの診断と治療

詳細はアナフィラキシーガイドライン 2022[1] を参照。

- **診断**：無痛分娩中に皮膚・粘膜症状と血圧低下、呼吸器症状、消化器症状のいずれかが起こった場合に診断される（既知のアレルゲン患者は別の基準あり）。

  Call アナフィラキシーの場合、医師を呼んで以下の治療を行う。

- **治療**：直ちにアドレナリンを 0.3〜0.5mg 筋注する。体位は左側臥位とし、静脈路がない場合は確保する。必要に応じて酸素投与や他の薬剤投与（ステロイド、抗ヒスタミン薬など）も行う。

- **Wheeze があり、アナフィラキシーではない場合、心不全があるか？**：心エコーで心機能が保たれていれば気管支喘息、低下していれば心不全や心筋症を考える。

- **明らかに過換気で他に問題なく、血液ガス分析で低二酸化炭素血症が認められる場合**：過換気症候群を考える。手足が冷たく、動かしづらくなる。過去に同様の症状があったかどうか聴取することも重要である。

- 肥満などがあり深呼吸でいったん改善するが、再び SpO₂ が低下する場合：無気肺を考える。

考えられる原因と対応

- **高位脊椎麻酔（くも膜下腔に薬剤が入り、麻酔高 Th4 以上に広がったもの）**：カテーテルがくも膜下に迷入し、脊椎麻酔となり、麻酔が広がりやすくなった場合に起こる。硬膜外投与でも上に広がることもある。

  対応 ▶ デルマトーム（p.152「資料：デルマトーム」参照）で麻酔域を確認する。医師を呼び、薬剤投与中止と対症療法を行う。

- **SpO₂ が 90% 未満**：明らかな異常がある状態。

  救急対応 ▶ 対症療法として酸素投与を行い、併せて医師が原因検索も行う。

- **アナフィラキシー**：呼気性喘鳴があれば鑑別疾患に挙げる。

  救急対応 ▶ 皮膚、血圧、消化器症状からアナフィラキシーの有無を鑑別し、ガイドライン[1]に沿って治療する。

- **肺血栓塞栓症、羊水塞栓**：いずれも急変や死亡の可能性があり、救急対応を要する。

  救急対応 ▶ **肺血栓塞栓症が疑われた場合**：造影 CT 検査を行い診断し、治療を開始する。

  救急対応 ▶ **羊水塞栓**：臨床的診断を行い、治療する。

- **気胸、血気胸**：もともとブラ（bulla；肺嚢胞）がある人や、外傷で起こりやすい。

  対応 ➡ **軽度**：CT 撮影で診断し経過観察。

  救急対応 ➡ **重症例**：X 線でも容易に診断がつき、ドレーン挿入が必要になる。

- **心不全**

  救急対応 ➡ 超音波で診断ののちに、原因検索も行い、原因ごとの治療を行う。

- **気管支喘息**：心エコーで心機能が保たれている。

  対応 ➡ β刺激薬による吸入治療が第一選択。

- **過換気症候群**：器質的疾患ではないことを否定したのちに、治療を行う。

  対応 ➡ 非妊婦では抗不安作用の強いヒドロキシジンを投与することが多いが、妊婦禁忌であるため、必要時は呼吸抑制に注意してジアゼパムを投与する。

- **無気肺**：炎症などで簡単に治療できない場合もある。

  対応 ➡ 無気肺の原因にもよるが、痰などの気道閉塞物質を取り除き、深呼吸を行い、つぶれた肺胞を開かせる。

文献

1） Anaphylaxis 対策委員会編. アナフィラキシーガイドライン 2022. 日本アレルギー学会監修. 日本アレルギー学会, 2022, 36p. https://www.jsaweb.jp/uploads/files/Web_AnaGL_2023_0301.pdf （2023 年 10 月 30 日閲覧）

⑨ SpO₂ が低い

（柏木 邦友）

　パルスオキシメーターをずっとつけていない限り、SpO₂ が低いと気づくのは、妊婦本人が息苦しさを感じた時か、出血などで全身評価のためにバイタルサインをモニタリングしている時などである。低酸素血症では息苦しさが出る前に SpO₂ のほうが先に下がるため、適宜チェックしておく。

フローチャート

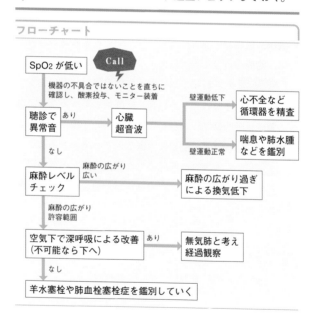

● 「医師への報告が必要な鑑別のポイント」「考えられる原因と対応」については、p.81「8 息が苦しい」を参照。

ヘモグロビンの酸素解離曲線を理解しよう

● 「SpO₂98% → 90%」の変化は酸素飽和度では「100Torr → 60Torr」の変化を示しており、急速な低酸素血症に移行していることを知っておく。

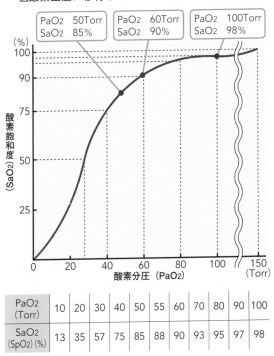

PaO₂ を 50Torr	PaO₂ 60Torr	PaO₂ 100Torr
SaO₂ 85%	SaO₂ 90%	SaO₂ 98%

PaO₂ (Torr)	10	20	30	40	50	55	60	70	80	90	100
SaO₂ (SpO₂) (%)	13	35	57	75	85	88	90	93	95	97	98

⑩ 麻酔が片側にだけしか 効かない

（柏木 邦友）

　麻酔の片効きの多くは、カテーテルの位置異常であるが、位置を調整しても改善されない場合は、カテーテルの逸脱なども考えられる。カテーテルの正常な位置や逸脱した状態についても理解しておこう（次頁の「図　硬膜外鎮痛時のカテーテルの位置」参照）。

フローチャート

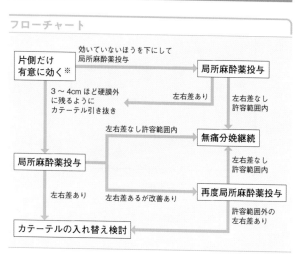

※：ある程度の左右差は許容される。

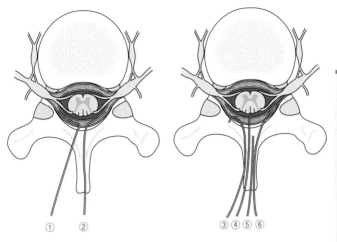

正常な位置 　　　　　　　　逸脱した状態

（図）硬膜外鎮痛時のカテーテルの位置

①傍脊椎法による穿刺：硬膜外にカテーテルの先端部分が 3cm 以上入っている。

②正中法による穿刺：硬膜外にカテーテルの先端部分が 3cm 以上入っている。

③一回硬膜外に入った後に外に出てしまうパターン：ほとんど麻酔効果がない。カテーテルの調整で改善する。

④くも膜下に迷入：脚が動かないなど強力な麻酔効果あり。カテーテルを入れ替えて対応する。

⑤カテーテルの抜け：一部硬膜外に入っていれば少しは効果があるが、ほとんど麻酔効果がない。カテーテルを入れ替えて対応する。

⑥カテーテルが神経根に向かう：片効きや一部分のみに効いている。カテーテルの位置調整で改善する。

Point ▶ カテーテルの先端はどちらかに寄っている

● 1990 年の Hogan らの報告では、カテーテルを挿入した場合、硬膜外に入った後、真ん中にあることはなく、左右どちらかに寄っていることが報告された[1]。

● 真ん中に入ることはほぼないことから、多少左右に先端が行くのは問題ないため、極端に左右に行かないように注意すればよい。

Point ▶ カテーテルに側孔が複数ある理由

● カテーテルの先端だけに孔があると麻酔が片効きになるので、カテーテルには側孔が複数ある。

● 薬剤がカテーテルの側孔から両側に広がっていく。

医師への報告が必要な鑑別のポイント

● **左右差があるか？**：麻酔の片効きの多くはカテーテルの位置異常であり、カテーテルが左右どちらかに寄りすぎてしまうと麻酔が身体の左右片方だけにしか効かない「片効き」になりやすい。また、右側臥位では右側に薬剤が広がりやすいなど、どのような体位で投与されていたかも広がりに影響する。

考えられる原因と対応

● **麻酔の片効き**

> 対応 → 薬剤は重力の影響を受けやすいので、痛いほう（効いていないほう）を下にすると効きやすいため、姿勢を変えてみる。カテーテルを調整する。調整は、数 cm 引き抜き（硬膜外には 3cm 以上入っているほうがよい）、麻酔薬を追加投与する。

● **カテーテル逸脱**：カテーテルの調整をしても改善されない場合は、逸脱などの異常が考えられる。

> 対応 → カテーテルを入れ替え、入れ替えても改善しない場合は、刺す場所の変更や刺し方などを変更する必要がある。

文献

1) Hogan, Q. Epidural catheter tip position and distribution of injectate evaluation by computed tomography. Anesthesiology. 90, 1999, 964-70.

⑪ かゆみがある

(柏木 邦友)

　無痛分娩前からの症状なのか、分娩中に起こった症状なのかを確認する。稀に他の原因もあるので、見過ごさないように注意する。

フローチャート

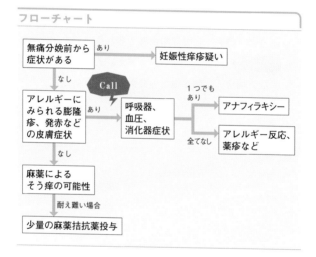

医師への報告が必要な鑑別のポイント

● **無痛分娩前から症状があるか？**：皮膚症状の発症時期が
わかれば、原因となる薬剤の同定に有効なので、問診を
しっかり行う。分娩前から症状がある場合は妊娠性痒疹
が考えられる。無痛分娩開始後に起こるかゆみの原因に
麻酔薬によるかゆみが多く考えられる。稀に他の原因も
あるので、見過ごさないように注意する。

● **アレルギーに見られる皮膚症状があるか？**：膨隆疹や発
赤などが見られる場合、アナフィラキシーや薬疹などが
考えられる。

> **Call** アナフィラキシーかアレルギー様症状か鑑
> 別するために、呼吸器、血圧、消化器症状の有無を確
> 認する。

考えられる原因と対応

● **妊娠性痒疹**：新たに積極的に加療を行うことはない。

> **対応** 分娩前の治療を希望する場合は継続する。

● **硬膜外モルヒネによるそう痒感**：硬膜外モルヒネでカテ
ーテル留置長が短いとそう痒感が減少する報告[1]がある。

> **対応** カテーテルを調整してみる。

● **麻薬による耐え難いそう痒**：麻薬拮抗薬（ナロキソン塩
酸塩）の少量の投与であれば、主作用の鎮痛作用を阻害
せず副作用だけ抑え込む効果が期待できる[2]。

> **対応** ナロキソン塩酸塩を少量投与する。

● アナフィラキシー

救急対応 ➡ 皮膚、血圧、呼吸器、消化器症状があるか確認し、アナフィラキシーであれば直ちに治療する。

文献

1) 日髙奈巳ほか. 硬膜外モルヒネによる掻痒感は脊髄くも膜下硬膜外併用麻酔のカテーテル挿入長で変わるか. 日本臨床麻酔学会誌. 24（6）, 2004, 201-5.

2) Kjellberg, F. et al. Pharmacological control of opioid-induced pruritus : a quantitative systematic review of randomized trials. J Anaesthesiol. 18（6）, 2001, 346-57.

症状

⑫ 皮膚が赤い

（柏木 邦友）

　皮膚症状のみで軽度の場合は経過観察となることがあるが、皮膚症状の後に全身症状が起こる場合もあるため、しっかり経過を観察する。

フローチャート

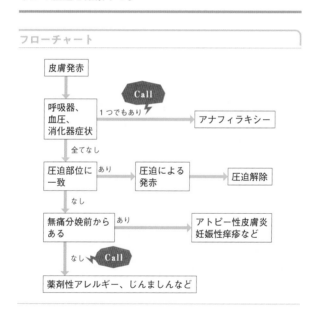

医師への報告が必要な鑑別のポイント

- **分娩前から症状があるか？**：皮膚症状の発症時期がわかれば、原因となる薬剤の同定に有効なので、問診をしっかり行う。分娩前から症状がある場合はアトピー性皮膚炎や妊娠性痒疹が考えられる。

- **アレルギーに見られる皮膚症状があるか？**：膨隆疹などが見られる場合、アナフィラキシーショックが考えられるので、呼吸器、血圧、消化器症状があるか確認する。稀に他の原因もあるので、見過ごさないように注意する。

考えられる原因と対応

- **妊娠性痒疹**

  対応 ➡ 新たに積極的に加療を行うことはない。もともとの治療を希望すれば継続する。

- **薬剤性アレルギー**

  対応 ➡ 軽症であれば経過観察とし、悪化の具合を見る。重症例では専門医受診をすすめる。

- **アナフィラキシーショック**：血圧低下や呼気性喘鳴があればアナフィラキシーショックと考えられる。

  救急対応 ➡ 呼吸器、血圧、消化器症状があるか確認し、アナフィラキシーであればガイドライン [1] に沿って治療する。p.83「Column（アナフィラキシーの診断と治療）」も参照。

- **圧迫部位に一致**：無痛分娩中は脚の感覚が低下しているため、ぶつかったり圧迫されたりしていても、感覚がなくなっている。そのため、長時間の同じ姿勢や物理的な圧迫により、皮膚損傷や神経症状が出ることがある。

  対応→ 定期的に体位を変更するなど、長時間同じ姿勢を避ける。

Point ▶ **部位の圧迫を予防する**

- 神経症状を分娩後に出さないためにも、長時間同じ姿勢は避けたほうがよい。また、痛みなどの訴えがなくても、定期的に負荷のかかる場所の皮膚症状を確認しておくことが重要である。
- **仰臥位**：踵など面積が小さく、負荷がかかる場所が赤くなる。
- **あぐら**：腓骨神経が圧迫されやすくなる。

文献

1 ） Anaphylaxis 対策委員会編．アナフィラキシーガイドライン 2022．日本アレルギー学会監修．日本アレルギー学会，2022，36p.
https://www.jsaweb.jp/uploads/files/Web_AnaGL_2023_0301.pdf
（2023 年 10 月 30 日閲覧）

13 意識が混濁している、意識がない、不穏

（柏木 邦友）

　救急蘇生の準備（救急カートやスタッフ）も整えておく。日頃から訓練を怠らないことで、冷静に対応できる。フローチャートの流れを確認する前に、人を集め、緊急事態を周知する。

フローチャート

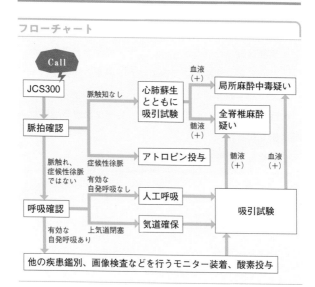

医師への報告が必要な鑑別のポイント

● **意識を確認する**：JCS（Japan Coma Scale）や GCS（Glasgow Coma Scale）で状態を確認する（**表1、2**）。救急対応時には、JCS のほうが確認方法を覚えやすい。

● **脈拍や呼吸に異常がないか？**：脈が触知するか、徐脈がないかを確認し、脈が触知できる場合は、自発呼吸があるか、上気道閉塞がないかなどの呼吸状態を確認する。

　Call **JCS が 300 の場合**：羊水塞栓や致死的不整脈のような心停止など重篤なものから鑑別を行う。脈が触知でき、有効な自発呼吸がある場合は他の疾患を鑑別する。

表1 JCS（Japan Coma Scale）

	0：意識清明
1桁	1：意識清明だが今ひとつはっきりしない
	2：見当識障害あり（日付、場所、または周囲の人がわからない）
	3：自分の名前、生年月日がいえない
2桁	10：呼びかけで覚醒
	20：大声で覚醒
	30：痛み刺激で覚醒
3桁	100：痛み刺激で覚醒しないが、手足で払いのける
	200：痛み刺激で覚醒しないが、少し手足を動かしたり顔をしかめたりする
	300：痛み刺激で反応なし

表 2 GCS（Glasgow Coma Scale）

E：開眼反応
4：開眼している
3：呼びかけで開眼
2：痛み刺激で開眼
1：開眼せず

V：最良言語反応
5：見当識良好
4：混乱した会話（見当識障害）
3：混乱した言葉
2：声は出るが言葉はいえない
1：発声せず

M：最良運動反応
6：命令に従う
5：痛み刺激の場所を手足で払いのける
4：痛み刺激から手足を逃避する
3：痛み刺激で手足を異常屈曲
2：痛み刺激で手足を異常伸展
1：運動反応なし

Pitfall **意識障害確認時の注意**

● 意識障害の確認では、呼びかけに反応して開眼して
も、その後眠ってしまったり、起きていても見当識
障害があったりする場合もあるため、注意する。

硬膜外無痛分娩が意識障害の一因である場合の対応

- **致死的不整脈による心停止**：もともとの不整脈以外にも、局所麻酔中毒などが原因で致死的な不整脈を起こすことがある。

  救急対応 → 原因の治療とともに、不整脈に沿った治療も行う。

- **アナフィラキシーショックによる極度の低血圧や低酸素血症**：意識障害が起こることがある。硬膜外無痛分娩で使用する局所麻酔薬や麻薬での発生頻度は高くないが、意識障害の際は鑑別に入れておく。

  救急対応 → アナフィラキシーショックであればガイドライン[1]に沿って治療する。p.83「Column（アナフィラキシーの診断と治療）」も参照。

- **局所麻酔中毒**：血管内への局所麻酔薬投与や、大量投与により血管内に吸収され、血中濃度が上昇することで起こる。重症例の場合に意識障害が起こる。

  救急対応 → 対症療法とともに、脂肪製剤投与を迅速に行う。

- **全脊椎麻酔**：くも膜下に大量の薬剤が入ることで、脳まで局所麻酔が到達し、意識障害が起こる。呼吸筋が抑制され、低酸素血症、高二酸化炭素血症が原因で意識障害も起こりえる。

  救急対応 → 直ちに局所麻酔薬投与を中断し、人工呼吸や血圧改善など対症療法を行う。

● **重度の低血圧**：重度の低血圧により、脳に行く血流が低下すると意識障害が起こる。

救急対応 → トレンデレンブルグ位や子宮左方転位を行い、改善させる処置を行う。必要であれば輸液負荷や昇圧薬投与を行う。

Column 局所麻酔中毒時の対応

● **はじめに行うこと**：局所麻酔薬中止、応援要請、モニター装着、静脈ライン確保、気道確保と 100% 酸素（必要時人工呼吸）の投与、痙攣があれば治療薬（ベンゾジアゼピン系）の投与、循環への影響があれば脂肪製剤投与、必要時心肺蘇生や体外循環を行う。詳細は、日本麻酔科学会の『局所麻酔中毒への対応プラクティカルガイド』を参照する（https://anesth.or.jp/files/pdf/practical_localanesthesia.pdf〈2023 年 10 月 30 日閲覧〉）。

● **1 次施設で局所麻酔中毒を発症した場合の搬送先**：搬送先は、体外循環が可能な搬送先を依頼する。

文献

1 ）Anaphylaxis 対策委員会編．アナフィラキシーガイドライン 2022．日本アレルギー学会監修．日本アレルギー学会，2022，36p．https://www.jsaweb.jp/uploads/files/Web_AnaGL_2023_0301.pdf（2023 年 10 月 30 日閲覧）

症 状

⑭ 回旋異常がある

(林 聡)

　無痛分娩では回旋異常を生じ、異常分娩となることを比較的多く経験する。回旋異常による異常分娩を予防するためのポイントをまとめた。

フローチャート

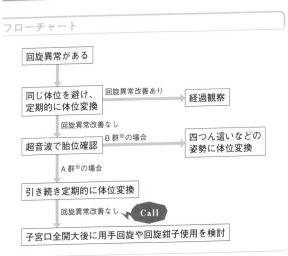

※（次頁の図参照）：超音波断層法にて母体背側に大泉門、母体腹側に胎児脊椎を認める場合をA群、それ以外をB群とする。B群は回旋異常となりやすい。

医師への報告が必要な鑑別のポイント

● **なぜ回旋異常が起こりやすいのか？**：原因は不明だが、麻酔による骨盤底筋群の弛緩により児頭が回旋しないで母体骨盤内を下降してくることが考えられる。

● **胎児の胎位はどうか？**：可能であれば超音波検査で、大泉門の位置、脊椎の位置を確認する。特に陣痛発来時の児脊椎、破水時の大泉門の位置が重要となる（（**図**）、**表**）。

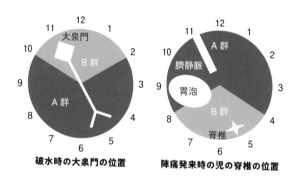

破水時の大泉門の位置　　　**陣痛発来時の児の脊椎の位置**

図 超音波による胎児の胎位

超音波断層法にて母体背側に大泉門、母体腹側に胎児脊椎を認める場合をA群、それ以外をB群とする。B群は回旋異常となりやすい。

表 回旋異常と胎位の相関（初産婦 2,046 例）

	p 値	オッズ比 (95%CI)
陣痛発来時大泉門	0.191	1.77 (0.76〜4.17)
陣痛発来時脊椎	0.034	3.64 (1.08〜12.30)
破水時大泉門	0.001	4.92 (2.18〜11.10)
破水時脊椎	0.738	1.21 (0.41〜3.61)

大泉門、胎児脊椎が**図**の B 群に位置する場合に回旋異常
となりやすい（オッズ比は、回旋異常の起こりやすさの比）。
（東京マザーズクリニックのデータより）

考えられる原因と対応

● **回旋異常**

対応 定期的に体位変換し同じ体位を取らせない
ようにする。特に長時間の仰臥位は避け、児背側を下
にした側臥位もしくは sims 体位、必要に応じ四つん
這いも行ってみる。

● **体位変換しても改善されない場合**

対応 子宮口全開大後に用手回旋や回旋鉗子の使
用を検討する。

15 会陰部のむくみ・腫れ

（林 聡）

　会陰部にむくみ・腫れがあると分娩時に会陰裂傷などを起こしやすいので、予防することが重要である。

フローチャート

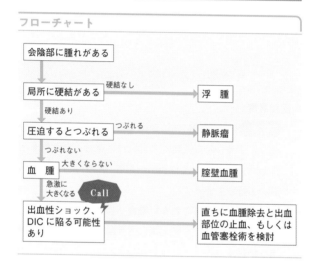

Point ▶ **会陰のむくみや腫れで起こりやすいトラブル**

● 分娩時の会陰裂傷を起こしやすい。

● 会陰裂傷部からの出血が多くなる。

● 会陰縫合が困難となることがある。

医師への報告が必要な鑑別のポイント

● **局所に硬結があるか？**：会陰部の腫れの性状と部位については表参照。

表 会陰の腫れの性状と部位

	血腫	静脈瘤	浮腫
性状	● 緊満して硬結として触れる。多少弾力はあるが圧迫でつぶれない。 ● 急激に大きくなる場合は緊急性が高い。 ● 時間がたつと血腫のある側の外陰や臀部などが暗紫色になり徐々に広がる。	● 圧迫でつぶれ、放すと元に戻る。 ● 分娩前に見られても、分娩が進行して児頭が会陰を圧迫するようになると静脈瘤がつぶれ目立たなくなり、分娩が終了すると速やかに退縮する。 ● 下肢にも静脈瘤を伴うことが多い。	柔らかく、波動性で、局所の硬結がない。
部位	外陰・腟壁下部、腟壁上部	外陰〜腟壁下部	

● **外陰部に重い感じや圧迫感があるか？**：浮腫、静脈瘤。分娩前に見られる静脈瘤は、分娩の進行により児頭が会陰を圧迫するようになると静脈瘤がつぶれ目立たなくなり、分娩が終了すると速やかに退縮する。

● **痛みがあるか？**：会陰部痛、肛門痛、排便感、膀胱刺激症状、排尿排便痛、腰痛・臀部痛・下腹部痛などがある場合は血腫を疑う。ただし、麻酔が効いている間は痛み

として感じられない。

> **Call** **血腫が大きくなる場合**：出血性ショック、
> DIC に陥る可能性があり、医師を呼んで対応を検討
> する。

考えられる原因と対応

● **血腫**：緊満して硬結として触れる。

> **救急対応** 急激に大きくなる場合は、出血性ショッ
> ク、DIC に陥る可能性があり、緊急性が高いので、
> 直ちに血腫除去と出血部位の止血、もしくは血管塞栓
> 術を検討する。

Point ▶ **血腫による出血性ショック**

● 血腫形成初期は出血量に比較し臨床症状に乏しいた
め、貧血の進行により突然ショックを呈したように
受け止められる。

● **早い時期からの努責**：むくみの原因となるので注意する。

> **予防** 努責をかけてみて児頭の下降が認められな
> い場合は、児頭が下降するまで待機する。

Point ▶ **無痛分娩後の腟壁血腫**

● 麻酔効果が切れるまで、血腫の痛みを生じにくく、
発見が遅くなりやすいため、分娩後は腟壁や会陰の
観察が重要である。

症状

⑯ 分娩が進まない

（林 聡）

　分娩が進まない原因は、主には産科的な要因が影響するため、麻酔範囲・効果に問題がなければ、分娩が進まない産科的な原因を検索することが重要である。

フローチャート

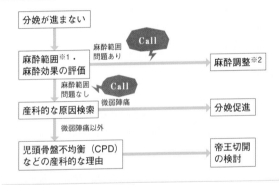

※1：麻酔範囲 Th10〜S 領域（S2）
※2：p.68「フローチャート」を参考に麻酔調整を行う。

Point ▶ 計画分娩のタイミングの見極め

● 子宮頸管の熟化（Bishop score）が不良な状況での計画分娩は不成功となることが多いため、計画分娩のタイミングの見極めが重要である。

医師への報告が必要な鑑別のポイント

● **適切な麻酔範囲であるか？**：麻酔範囲（Th10〜S 領域〈S2〉）を確認する（麻酔範囲が原因と考えられる場合は、p.75「6 いきめない、いきみづらい：医師への報告が必要な鑑別のポイント」も参考に対応する）。

> Call ➤ **麻酔範囲に問題がある場合**：麻酔レベルをチェックするなど麻酔調整を行う。

● **経腟分娩が困難な産科的な原因があるか？**：麻酔範囲に問題がない場合は産科的な原因を検索する。

> Call ➤ 児頭骨盤不均衡（CPD）など産科的な原因を鑑別する。

● **有効な陣痛か？**：硬膜外鎮痛による続発性微弱陣痛を起こしている場合は、分娩促進を行う。

● **計画分娩の場合、分娩の時期が適切か？**：妊娠週数、内診所見、また分娩の時期（第 I 期か第 II 期）を確認する。

考えられる原因と対応

● **CPD などの産科的な理由で経腟分娩が困難**

> 対応 ➤ 帝王切開術を検討する。

● **続発性微弱陣痛や分娩第 I 期加速期以降で分娩進行を認めない場合**：分娩の促進を行う。

> 対応 ➤ 子宮収縮促進薬や人工破膜による促進を検討する。

● **計画分娩における遷延分娩（微弱陣痛が原因）の場合：**

妊娠週数 37〜38 週と少し早く、Bishop score が不良の場合で、分娩第Ⅰ期の潜伏期（latent phase）であれば、誘発分娩の中止も検討する。

> **対応** ➡ 人工破膜、オキシトシンによる促進を検討する。

症状

⑰ 頻脈／徐脈がある

（柏木 邦友）

　頻脈は稀ではなく、発熱や出血による反射性頻脈など2次性の頻脈が多い。徐脈は頻脈ほど多くはなく、起こった場合は治療が必要なことも多い。原因の究明を直ちに行う。

フローチャート

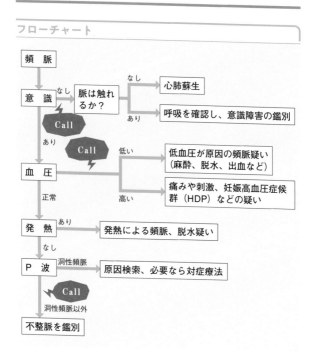

頻 脈
↓
意 識 ──なし→ 脈は触れるか？ ──なし→ 心肺蘇生
　Call　　　　　　　　　　──あり→ 呼吸を確認し、意識障害の鑑別
↓あり
　Call
血 圧 ──低い→ 低血圧が原因の頻脈疑い（麻酔、脱水、出血など）
　　　　──高い→ 痛みや刺激、妊娠高血圧症候群（HDP）などの疑い
↓正常
発 熱 ──あり→ 発熱による頻脈、脱水疑い
↓なし
P 波 ──洞性頻脈→ 原因検索、必要なら対症療法
　Call
↓洞性頻脈以外
不整脈を鑑別

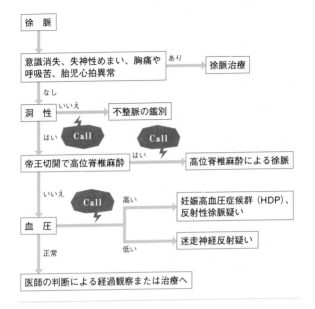

医師への報告が必要な鑑別のポイント

- **頻脈のどこをみるか？**：「症状がなく、バイタルサインに問題がない場合」は頻脈そのものが問題になることはないが、頻脈の原因を探ることは大切となる。

- **徐脈のどこをみるか？**：症候性徐脈のように徐脈そのものが悪影響を起こすことがあるため、治療に進むケースもある。高位脊椎麻酔による徐脈は、帝王切開などで起こりやすい。

- **意識を確認する**：意識の確認方法は、p.98「13 意識が混濁している、意識がない、不穏」を参照。JCS（Japan Coma Scale）やGCS（Glasgow Coma Scale）で状態を確認する（p.99、100、表1、2参照）。

  > **Call** 通常、どんな症状やバイタルサインであろうが、無痛分娩で意識障害が起こることはないため、意識障害があれば直ちに医師を呼ぶ。

- **血圧はどれくらいか？**：p.124「19 血圧が低い／高い」参照。頻脈／徐脈時の血圧の値で、頻脈／徐脈の原因を予測することができるので、血圧は心拍数とともに見る癖をつける（表参照）。

  > **Call** 頭痛や吐き気、視覚異常、意識障害などの中枢神経症状が出た場合は医師を呼ぶ。

- **致死的な不整脈があるか？**：意識状態、血圧、発熱、P波（心房の収縮）を確認して、致死的な頻脈性不整脈や発作性頻脈性不整脈の鑑別ができるように注意する。

- **洞性頻脈**：一般的に洞性頻脈だけであれば予後はよいので、経過観察する。

- **2次性の洞性頻脈**：低酸素血症や低血圧などで起こる2次性洞性頻脈はもともとの疾患の治療が必要になる。また、動悸などの症状があれば治療の対象となる。

- **洞性ではない頻脈性不整脈**：

  > **Call** 症状の有無にかかわらず医師を呼ぶほうがよい。

表）頻脈／徐脈時の血圧から予測する頻脈／徐脈の原因

頻脈で血圧が高い場合	● 痛みや、妊娠高血圧症候群（hypertensive disorders of pregnancy：HDP）関連疾患かもしれない。
頻脈で血圧が低い場合	● 出血や脱水など循環血漿量が低下することで起こる2次性の頻脈かもしれない。
徐脈で血圧が高い場合	● HDPや反射性徐脈（血圧が高いことで、頸動脈小体が刺激されて起こる）かもしれない。
徐脈で血圧が低い場合	● 迷走神経反射の可能性が高く、子宮内反症などを原因疾患と予測する。

考えられる原因と対応

● **もともと致死的な不整脈のリスクが高い場合**：WPW症候群やブルガダ症候群のようにもともと不整脈がある。

> **対応** ➡ ：疾患に合わせた治療が必要になる。

● **局所麻酔中毒による不整脈**

> **対応** ➡ 直ちに脂肪製剤投与と対症療法を行う。

● **低酸素血症や、重度の徐脈や低血圧による不整脈**

> **対応** ➡ 不整脈の治療とともに、低酸素血症や徐脈、低血圧などの治療も同時に行う。

● **帝王切開の高位脊椎麻酔による徐脈**：デルマトーム（p.152「資料：デルマトーム」参照）のTh4（乳頭）には心拍数に影響を与える交感神経があり、高位脊椎麻酔でこの神経をブロックすると、交感神経が抑制されてしまい、徐脈になる。

対応 妊婦には推奨されていないが、必要な場合はアトロピンを投与する。少量ではさらに徐脈を誘発する恐れがあることに注意して、量は0.5mg投与する。

● **低血圧による頻脈**

対応 反射性の頻脈で生理的反応なので、βブロッカーなどで治療をしてはいけない。血圧の治療を行えば、心拍数は下がってくる。

Point ▶ 低血圧を予測する症状

● あくびや耳鳴り、血の気が引く感覚は低血圧を示す症状なので、これらの症状が認められたら、低血圧を疑い、血圧、心拍数を確認する。

● **妊娠高血圧症候群や痛みによる高血圧**

対応 妊娠高血圧症候群ではメチルドパ、ヒドララジン、アテノロール、ニカルジピン、ニフェジピン、ラベタロールなどが用いられる。痛みがある場合は痛みを取る。

● **致死的な不整脈**

救急対応 心室頻拍（VT）／心室細動（VF）：「除細動＋心肺蘇生＋アドレナリン」で対応する。

救急対応 心停止／無脈性電気活動（PEA）：「心肺蘇生＋アドレナリン」で対応する。

● 発作性頻脈性不整脈

救急対応 ▶ 発作性心房細動はジゾピラミド、ベラパミル、発作性上室性頻拍はジゾピラミド、ベラパミル、アデノシン三リン酸、ジゴキシンが保険適用となる[1]。

文献

1) 日本循環器学会 / 日本不整脈心電学会合同ガイドライン. 2020 年改訂版不整脈薬物治療ガイドライン.
https://www.j-circ.or.jp/cms/wp-content/uploads/2020/01/JCS2020_Ono.pdf（2023 年 10 月 30 日閲覧）

⑱心電図異常

（柏木 邦友）

　全ての心電図異常を見極めることは困難なので、重篤で緊急性の高い心電図だけは理解できるようにしよう。

フローチャート

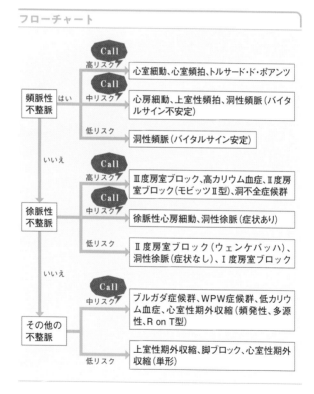

頻脈性不整脈	はい → **Call** 高リスク	心室細動、心室頻拍、トルサード・ド・ポアンツ
	Call 中リスク	心房細動、上室性頻拍、洞性頻脈（バイタルサイン不安定）
	低リスク	洞性頻脈（バイタルサイン安定）
徐脈性不整脈	いいえ ↓ **Call** 高リスク	Ⅲ度房室ブロック、高カリウム血症、Ⅱ度房室ブロック（モビッツⅡ型）、洞不全症候群
	Call 中リスク	徐脈性心房細動、洞性徐脈（症状あり）
	低リスク	Ⅱ度房室ブロック（ウェンケバッハ）、洞性徐脈（症状なし）、Ⅰ度房室ブロック
その他の不整脈	いいえ ↓ **Call** 中リスク	ブルガダ症候群、WPW症候群、低カリウム血症、心室性期外収縮（頻発性、多源性、R on T型）
	低リスク	上室性期外収縮、脚ブロック、心室性期外収縮（単形）

医師への報告が必要な鑑別のポイント

● **頻脈性不整脈（高リスク）**

> **Call** 心室細動は除細動を行う。心室頻拍もいろいろな形があり、除細動を行うことがある。トルサード・ド・ポアンツは心室頻拍の一種だが、波形がねじれるような形で約10％は心室細動に移行する。

● **頻脈性不整脈（中リスク）**

> **Call** 心房細動がもともとわかっていて精査されていればリスクを評価できるが、精査されていない場合（なぜ心房細動が起こっているのかが不明な場合）はリスクが高くなる。上室性頻拍は動悸症状から失神症状まであり、除細動を行うこともある。分娩に伴う洞性頻脈では出血などで低血圧から洞性頻脈になることがあり、低血圧治療が洞性頻脈の治療となる。

● **頻脈性不整脈（低リスク）**：分娩に伴う洞性頻脈で、低血圧などがなく、安定している場合は発熱などが原因となっていることがある。

● **徐脈性不整脈（高リスク）**：いずれも意識障害が起こる可能性がある。

> **Call** Ⅲ度房室ブロック、Ⅱ度房室ブロック（モビッツⅡ型）、洞不全症候群は上からの信号が下に伝わりづらい不整脈なので、ペースメーカーの適応もある。高カリウム血症はP波が消失するため徐脈になる。

- **徐脈性不整脈（中リスク）**

  > Call ➤ 徐脈性心房細動により倦怠感やふらつきな
  > どの症状がある場合はペースメーカーの適応となるこ
  > とがある。洞性徐脈（症状あり）は脳への有効な血流
  > が不足しているため、アトロピンを投与し、反応がな
  > い場合はペースメーカーの適応になることもある。

- **徐脈性不整脈（低リスク）**：Ⅱ度房室ブロック（ウェン
  ケバッハ）、洞性徐脈（症状なし）、Ⅰ度房室ブロックは
  いずれも無症状で健常者でも見られることがある。

- **その他の不整脈（中リスク）**：ブルガダ症候群では症状
  があるものは失神や心室細動に移行する場合がある。
  WPW症候群ではpseudo VTという不整脈になる可能
  性がある。低カリウム血症の重篤症例では、心室細動な
  どの致死的不整脈のリスクが高まる。

  > Call ➤ 心室性期外収縮で多発性、多源性、R on T
  > 型のかたちは致死性不整脈になることがあるので報告
  > が必要である。

- **その他の不整脈（低リスク）**：上室性期外収縮、脚ブロ
  ック、心室性期外収縮（単発）はいずれも無症状で健常
  者でも見られることがある。

比較的よくみられる心電図異常

● **上室性期外収縮**：心房（心臓の上側の部屋）からの
異常な電気刺激によって生じる不整脈。

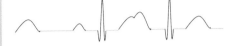

● **心室性期外収縮**：心房（心臓の下側にある２つの部
屋）からの異常な電気刺激によって生じる不整脈。

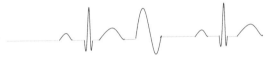

● **発作性上室性頻拍**：心房から発生する頻脈の総称。

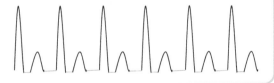

- **VF（心室細動）**：致死的となる不整脈の一つである。心室が不規則に細かく動き、全身に血液を送ることができない状態である。

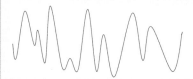

- **VT（心室頻拍）**：致死的となる不整脈の一つである。心室期外収縮（VPC）が連続して発生する状態である。

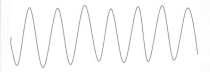

- **PEA（無脈性電気活動）**：心停止の一種である。心電図上の波形は適切なリズムであっても脈拍を触知できない状態である。

- **心停止**

考えられる原因と対応

- 無痛分娩だけでみられる不整脈の原因と対応のみを以下にまとめた。

- **VF（心室細動）**：全脊椎麻酔に伴う低酸素血症、局所麻酔中毒など

  救急対応▶ 心肺蘇生、除細動とともにアドレナリンなどの投与を行う。

- **VT（心室頻拍）**：全脊椎麻酔に伴う低酸素血症、局所麻酔中毒など

  救急対応▶ 脈なし（意識ない）の場合は心肺蘇生、除細動とともにアドレナリンなどの投与を行う。脈ありの場合はカルディオバージョンや抗不整脈薬（リドカイン、アミオダロン、プロカインアミド）の治療を行う。

- **PEA（無脈性電気活動）**：全脊椎麻酔に伴う低酸素血症、極度の低血圧、局所麻酔中毒など

  救急対応▶ 心肺蘇生とともにアドレナリンなどの投与を行う。

- **心停止**：全脊椎麻酔に伴う低酸素血症、局所麻酔中毒など

  救急対応▶ 心肺蘇生とともにアドレナリンなどの投与を行う。

19 血圧が低い／高い

(林 聡)

分娩中のさまざまな血圧異常は、原因への適切な対応が必要であり、特に無痛分娩中の場合、麻酔による影響か産科的な原因によるものかの鑑別が重要である。

フローチャート

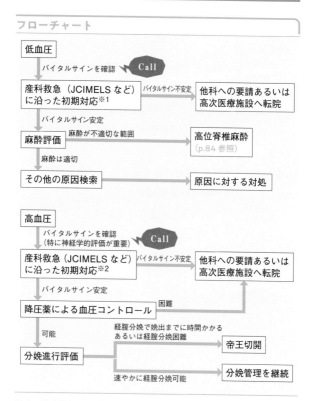

※1：酸素投与、子宮左方転位、輸液負荷、血液検査など

※2：酸素投与、降圧薬投与、硫酸マグネシウム投与、血液検査など

バイタルサインのモニタリング（BP・HR・SpO2 ECG）

胎児心拍モニタリング

| 初期治療 | ▶ **臨床症状・原因検索** |

子宮左方転位（左側臥位あるいは右下にクッションなどを入れる）
下肢挙上

リザーバー付マスク酸素 10L

急速輸液（生食・細胞外液・膠質液）

昇圧薬

フェニレフリン（ネオシネジン®）：頻脈の時
エフェドリン：徐脈の時

- **長時間の仰臥位**：循環血液量減少→仰臥位低血圧症候群

- **薬物投与、咽頭浮腫、蕁麻疹、皮膚あるいは粘膜症状、気管支痙攣あるいは咽頭症状**：アナフィラキシーショック→原因を検索し、原因薬剤の中止（できれば使用ルートごと除去）、アドレナリン 0.3mg（0.3mL）を投与

- **発熱、感染徴候、温かい末梢、WBC 増多**：敗血症性ショック

- **強い疼痛、（脊椎）麻酔時**：神経原性ショック→子宮破裂、全／高位脊椎麻酔

- **皮膚蒼白、出血、Hct 低下、外出血少ないあるいは出血がないことあり**：出血性（循環血液量減少性）ショック→常位胎盤早期剥離、子宮破裂

- **苦悶様、呼吸困難、SpO2 低下、心電図異常、肺うっ血、胸内苦悶、頻呼吸、頻脈**：心原性ショック→肺塞栓症、羊水塞栓症

（**図**）無痛分娩中の低血圧・ショック

- **低血圧の目安**：本人のベースライン値に比べて 30％を超える血圧の低下がみられる場合、または 90mmHg 未満

血圧異常の鑑別のポイント

● **低血圧は、どれくらいの血圧か？**：個体差があるが、お
よそ収縮期血圧 90mmHg 以下の場合に低血圧と判断
する。ただし、顔面蒼白、脈が弱い、意識が薄れるなど
の症状があれば収縮期血圧が 90mmHg 以上でも低血
圧を否定できない。血圧以外の症状にも注意する。

● **麻酔による低血圧かそれ以外か？**：低血圧は基本的には
産科救急対応に準ずるが、麻酔による低血圧かそれ以外
の低血圧かの鑑別が重要である（図参照）。

> **Call** ▶ バイタルサインを確認し、産科救急に沿っ
> た対応を行う。

● **高血圧の基準**：収縮期血圧 140mmHg 以上、または拡
張期血圧 90mmHg 以上を高血圧と判断する。

● **麻酔による高血圧かそれ以外か？**：無痛分娩中の高血圧
は、麻酔による影響よりも産科的な原因であることが多
い。血圧の正常化と原因に対する対応を急ぐ必要がある。

> **Call** ▶ バイタルサインを確認し、産科救急に沿っ
> た対応を行う。

考えられる原因と対応

- **低血圧**：図参照
- **産科救急対応で高血圧のバイタルサインが安定した場合**

  対応 ➡ 降圧薬の投与による血圧のコントロール、硫酸マグネシウム投与による子癇発作予防を行いつつ、原因検索と分娩方法を選択する。

- **産科救急対応で高血圧のバイタルサインが不安定な場合**

  対応 ➡ 他科の応援あるいは高次医療施設への転院を考慮する。

- **高血圧で経腟分娩での娩出までに時間がかかる場合**

  対応 ➡ 産科救急に沿った対応をしつつ、帝王切開となる場合に備え麻酔評価を行う。

⑳ 尿量が少ない

（柏木 邦友）

　無痛分娩は、麻酔によって排尿障害が起こることと、膀胱のふくらみが分娩の進行を妨げるので、基本は導尿を行う。施設によってはカテーテルを挿入しておくこともある。

フローチャート

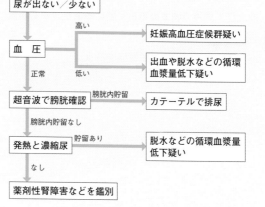

Pitfall **尿量低下に注意する**

● 尿量低下で直ちに命にかかわる可能性は低いので、フローチャートに「医師への Call」を記載していないが、今後の経過によっては腎不全の可能性もあり、尿量が少ないことは医師に報告しておく。

医師への報告が必要な鑑別のポイント

● **尿量はあるか？**：尿量を確認する。無痛分娩中の尿量は0.5mL／kg／時以上必要で、理想は1mL／kg／時である。体重と同じ量の尿（60kgなら1時間当たり60mL）を目標とする。尿が少ないと不純物を排泄できなくなり、尿が出ない状態が続けば急性腎不全に至ることもある。

● **発熱はないか？**：発熱による脱水がないか確認する。

● **低血圧はないか？**：出血による低血圧がないか確認する。

● **何らかの薬剤の影響はないか？**：薬剤性腎障害を考える。

● **高血圧はないか？**：妊娠高血圧症候群などを考える。

> Call **高血圧で起こる中枢神経症状**：脳圧の高まり、脳の浮腫により症状が起こる。高血圧で、頭痛、吐き気、視覚障害、意識障害などの中枢神経症状がある場合は悪化する可能性もあるので、医師を呼び、直ちに治療する。

> Call **低血圧に関連する症状（吐き気、耳鳴り、意識障害、血の気が引く感じ、あくびなど）**：脳の虚血症状として現れる。直ちに改善させなければ母体に不可逆的変化を起こすだけでなく、胎児に血流低下を招く可能性が高い。

考えられる原因と対応

● **発熱などによる脱水**：発熱により水分が消費、排出され、脱水傾向に陥る。尿量が出ない場合でも、利尿薬を用いると脱水を助長するため、安易に利尿薬を使用しない。

> **対応** ➡ 輸液負荷を行う。

● **出血による低血圧**：点滴だけで尿量を出そうとすると、希釈性の播種性血管内凝固症候群（DIC）を招くことがある。輸液の場合、膠質液と晶質液では血圧や血管内へとどまる量が異なるため、使い分ける。

> **緊急対応** ➡ 一定量までは輸液で対応（効果：膠質液＞晶質液）するが、必要に応じて輸血に切り替える。

● **腎前性腎不全**：出血が原因で起こった低血圧が持続することなどで起こる。

> **救急対応** ➡ 対応が遅れると透析になってしまうことがあるため、急いで是正する。原因によるが、輸液、輸血を使用することが多い。

● **薬剤性腎障害**：周産期では非ステロイド性抗炎症薬（NSAIDs）、抗菌薬が原因で起こりやすい[1]。

> **対応** ➡ 直ちに原因薬剤を中止する。重症例ではステロイド投与、血液浄化療法などが行われる[1]。

Column　**腎障害時のフロセミドの是非**

● 腎障害の時に尿が出ていないと、安易に利尿薬の投与を考えそうだが、必ずしもいいとは限らない。前述のように脱水や出血など循環血漿量が少ないときの投与はもってのほかだが、フロセミドなどの利尿薬も必ずしも推奨されるわけではない。『急性腎障害ガイドライン2016』にも急性腎障害の予防および治療目的のフロセミド使用は推奨されないと記載されている[2]。出ないときは尿を無理に出すより、原因を考え、その原因に沿った対応が必要になる。

● **妊娠高血圧症候群**

　　対応　妊娠高血圧症候群の腎障害は、降圧薬やマグネシウム投与などの妊娠高血圧症候群の治療に準じる。

文献

1） 薬剤性腎障害の診療ガイドライン作成委員会. 薬剤性腎障害診療ガイドライン. 日本腎臓学会誌. 58 (4), 2016, 477-555.
https://cdn.jsn.or.jp/academicinfo/report/CKD-guideline2016.pdf（2023年10月30日閲覧）

2） AKI（急性腎障害）診療ガイドライン作成委員会編. AKI（急性腎障害）診療ガイドライン2016. 日本腎臓学会誌. 59 (4), 2017, 458.
https://cdn.jsn.or.jp/guideline/pdf/419-533.pdf（2023年10月30日閲覧）

㉑ めまい、耳鳴りなど

（柏木 邦友）

　めまいや耳鳴りなどの神経症状は、低血圧や局所麻酔中毒など麻酔関連で起こることもあるが、出産前からの症状や高血圧など、原因は多彩である。

フローチャート

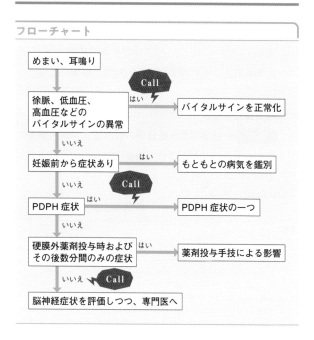

医師への報告が必要な鑑別のポイント

- **徐脈、血圧、バイタルサインの異常があるか？**：めまいや耳鳴りに関連する事柄をひもづけ、バイタルサインに問題がない場合は、随伴症状をしっかり確認する。めまいや耳鳴りなどの神経症状は低血圧で起こることが多い。

  Call ▶ **異常がある**：バイタルサインを正常化させる。

  Call ▶ **バイタルサインに異常なく、麻酔による症状ではない場合**：脳神経症状を評価する。

- **いつ起こったか？**：硬膜外から薬剤を投与するだけでも耳鳴りを呈することがある。また出産前からの症状（高血圧など）でも起こる。

- **硬膜穿刺後頭痛（PDPH）があるか？**：硬膜穿刺後頭痛の脳神経症状の一つとして起こることがある。硬膜穿刺後頭痛は硬膜を穿刺する手技（硬膜外穿刺や脊髄くも膜下穿刺）があり、頭を起こすと症状が起こるので、症状から鑑別を行う。頭痛だけでなく、めまいや耳鳴りなど脳神経症状も出てくることがある。

  Call ▶ PDPH がある場合は、症状を確認し、カフェインなどの内服やブラッドパッチを行うこともある（p.79「Column（ブラッドパッチ）」参照）。

- **局所麻酔中毒があるか？**：局所麻酔中毒の初期症状の中にはめまいや耳鳴りがある。吸引試験や、症状のタイミングから鑑別していく。

  Call ▶ 診断がついたら脂肪製剤投与とともに、対症療法を行う。

考えられる原因と対応

● **低血圧に伴うめまい**

> **対応** ➡ 左側臥位で子宮左方転位を行い、バイタルサインと症状の改善があるかをみる。

● **左側臥位でも症状に改善がない場合**

> **対応** ➡ 左側臥位にしても低血圧が改善されない場合は、輸液負荷とともに、対症療法の昇圧薬も投与する。器械側の因子も考慮する。モニターを装着し、分娩による影響などを考える。

症状
㉒刺入部からの液漏れ、血液流出

(柏木 邦友)

　液漏れの液体は、透明な液体や血液など、さまざまである。液体漏出で夜間に医師が呼ばれることは少なくないが、多くの場合は経過観察となるため、重篤な場合だけ鑑別できるようにしよう。

フローチャート

```
刺入部からの液漏れ
        │
        ▼                              Call
┌──────┐  はい  ┌────────────┐  はい ⚡ ┌──────────────────┐
│ 血 液 │─────▶│抗血小板薬     │──────────▶│薬剤性の凝固障害疑い    │
└──────┘      │や抗凝固薬    │         └──────────────────┘
   │いいえ     │を使用中      │  いいえ  ┌──────────────────┐
   │          └────────────┘──────────▶│経過観察し、拡大傾向      │
   │                                   │があり、テープが剝が     │
   │                                   │れるくらいの場合は貼     │
   │                                   │り替え検討            │
   ▼                                   └──────────────────┘
┌──────────┐  はい  ┌──────────────────┐
│麻酔の効果が  │──────▶│局所麻酔薬の液漏れの疑い   │
│よくない     │       └──────────────────┘
└──────────┘
   │いいえ                              Call
   ▼                                  ⚡
┌──────────┐  はい  ┌──────────────────┐
│PDPH 症状  │──────▶│髄液漏れの疑い          │
└──────────┘       └──────────────────┘
   │いいえ
   ▼
┌────────────────────────────────┐
│経過観察し、拡大傾向があり、テープが          │
│剝がれるくらいの場合は貼り替え検討           │
└────────────────────────────────┘
```

医師への報告が必要な鑑別のポイント

● **液漏れが透明な液体かどうか？**：透明な液体の場合、テープからあふれるほどでなければ、広がりがどんどん増していくかを観察しながら様子を見ることが多い。透明な液体は局所麻酔薬であることが多い。

> **Call** テープが剥がれるくらいの液漏れなら報告し、原因を鑑別する。局所麻酔薬が外に漏れている場合は硬膜外に入るべき薬が入っていないので、麻酔が効きづらくなっている。

● **麻酔が効いているかどうか？**：効いていない場合は、薬剤の液漏れを疑う。麻酔が効いていない、効きづらいことで、背中を見る癖をつけておこう。

● **血液かどうか？**：ある程度の出血はあるが、多くの場合はそのままで止血される。多少の血液であれば、そのままに。硬膜外カテーテルを挿入した直後は仰臥位にしていると自重で刺入部が圧迫され、止血されやすい（ただし、仰臥位低血圧症候群にならないように腰枕を入れておくほうがよい）。

> **Call** 血液の漏れがあり、抗血小板薬や抗凝固薬を使用している場合は、薬剤性の凝固障害がないか鑑別する。外に出てくる血液は硬膜外からの出血というよりは皮膚、皮下組織からの出血になる。血液の漏れがなければ、硬膜外血腫を否定するものではない。外に血液が出てドレナージされていれば硬膜外血腫が起こりにくいということでもない。

● **硬膜穿刺後頭痛（PDPH）があるか？**：PDPH がある場合は、髄液の流出を疑う。

> **Call** ▶ 吸引試験を行う（p.70「5 脚が動かない場合、図 2」参照）。

考えられる原因と対応

● **麻酔が効いていない場合**

> **対応** ▶ 薬剤が漏れていないかを確認する。

● **血液の場合**

> **対応** ▶ テープからあふれる場合は貼り替える。薬剤性の凝固障害の場合は医師に報告し、抗凝固薬の拮抗薬を投与するメリットとデメリットを比較し、対応する。

● **くも膜下迷入**：硬膜外穿刺時に迷入することが多いが、穿刺時に硬膜外に挿入されていても、時間経過とともにくも膜下に迷入することがある。

> **対応** ▶ 吸引試験で髄液が引けたらくも膜下迷入である。ほとんどの場合は硬膜外鎮痛のカテーテルの入れ替えだけで解決する。

Q&A 「無痛分娩中」によく聞かれる質問

当院における妊婦とその家族からの質問を紹介する。

- **Q（第1位）：いつごろ生まれますか？**
- **A**：無痛分娩では自然分娩と比較し、分娩Ⅱ期が1時間ほど延長するといわれています。Ⅱ期が延長することで母体、胎児に悪影響が及ぶことはないことを説明します。

- **Q（第2位）：これから痛くなりますか？**
- **A**：分娩Ⅰ期後半からⅡ期にかけて突然痛みが出る突発痛（breakthrough pain：BTP）が起こることもあるので、痛みが出たらすぐに伝えるように説明します。

- **Q（第3位）：圧迫感はあるものですか？**
- **A**：痛みは取れますが、圧迫感は残ることがあります。痛みがなければ、圧迫感は残したまま分娩を行うほうが、いきみを感じやすく、薬液使用量も節約できます。ただし、強い圧迫感は痛みと同じくらい辛いこともあるので、積極的に強い圧迫感を取るようにします。

- **Q（第4位）：いきめますか？**
- **A**：無痛分娩であってもいきむことはできます。痛みや冷感の信号のように求心路の神経が遮断されているため、いきめているかの感覚は脳に伝わりづらいですが、運動神経のように遠心路は適切な麻酔薬であれば強くは遮断されないため、いきむことができます。

- **Q（第5位）：眠気はあるものですか？**
- **A**：はっきりした原因はわかっていませんが、硬膜外鎮痛や脊髄くも膜下鎮痛を行うと、眠気が出てくることがあります。交感神経が遮断され、副交感神経が優位になるためと思われます。

3
章

分娩翌日以降の
症状&トラブルへの対応

1 後陣痛、会陰部痛

（柏木 邦友）

　無痛分娩した産婦は、分娩中には痛みを感じなかったため、後陣痛や会陰部痛を訴えやすい。自然分娩であれば、分娩の痛みが強いので、分娩に比べればと感じるが、無痛分娩では、分娩の痛みがないため、産後の痛みをより感じると思われる。また、無痛分娩では器械分娩率が高まることも一因となる。硬膜外カテーテルを産後痛のために残すことについては、医師によって意見が分かれる。

フローチャート

```
会陰部痛
   │
   ↓                    ⚡Call
腫れや色調変化、  ──はい──→   会陰血腫、腟壁血腫、
塊を触れる                   感染疑い
   │
  いいえ
   ↓
創部痛
```

Column どのような鎮痛方法があるのか？

● 一般的にはロキソニン®やカロナール®の処方になる。

● 硬膜外カテーテルを産後痛のために残すことについては、医師によって意見が分かれる。

医師への報告が必要な鑑別のポイント

● **腫れや色調変化、塊に触れるかどうか？**：触れる場合は会陰血腫、腟壁血腫、感染を疑う。経時的な観察が必要となるので、観察を怠らない。麻酔が効いていると痛みがなく、気づきにくいこともあるので、積極的に観察を行い、疑うことが大切である。

> **Call** ➤ 疑った場合は医師をすぐに呼ぶ。

考えられる原因と対応

● **創部痛**

> **対応** ➤ 一般的にはロキソニン®やカロナール®を疼痛時指示や定時内服で処方する。定時内服として処方したほうが訴えは少ない。

● **会陰血腫や腟壁血腫**：無痛分娩で起こりやすいというより、痛みが出にくいことで早期発見が遅れる可能性があるので注意する。

> **対応** ➤ 医師を呼んで、ドレナージや血腫の原因（凝固異常など）についても考える。

● **感染**：出産直後よりも、数日後や、場合によっては退院後に発覚することがある。

> **対応** ➤ ドレナージを行い、抗菌薬などを投与する。

2 カテーテル刺入部の痛み

（柏木 邦友）

当院のデータとして、数％ほどの割合で、カテーテル抜去後の刺入部痛が見られる。多くは入院中に改善する。刺入部と異なる箇所を痛がる人もみられるため、麻酔と関連がないこともある。

フローチャート

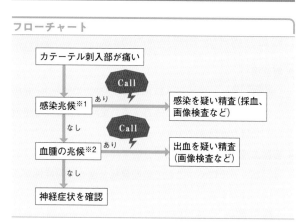

※1：熱感、発熱、痛み、発赤、腫脹、膿など
※2：熱感、痛み、腫脹、変色など

Column 退院後の外来での刺入部痛への対応

● 稀に退院後に、外来で痛みを訴えることがある。
NSAIDs や神経障害性疼痛の鎮痛薬などを処方することもあるが、患者によって効果は異なる。

医師への報告が必要な鑑別のポイント

● **刺入部の感染（発赤、熱感、腫脹）がないか？**：感染によって炎症が起こり、熱が局所的に、重篤化すれば全身性に出ることがある。炎症が起こるので、発赤、腫脹、外との交通があれば膿が排出されるかもしれない。

> **Call** ▶ 採血や画像診断で感染を確認する。

● **血腫（色調変化、腫脹）がないか？**：血液が皮下などに溜まって起こる。皮下血腫のように紫調に変化したり、血腫による腫脹が起こったりすることもある。何らかの出血の原因（血小板減少や凝固障害）があることを念頭におく。

> **Call** ▶ 血腫の状態を画像診断で確認する。

考えられる原因と対応

● **血腫**：活動性の出血がなければ時間がたてば消失する。

> **対応** ▶ 血腫が大きい場合はドレナージを行うこともある。

● **刺入部の感染（発赤、熱感、腫脹）**：穿刺時にマスクや帽子をしなかったり、清潔野が汚染されたりするなどの不潔操作が原因で起こる。

> **対応** ▶ 直ちに感染治療（抗菌薬投与など）を行う。

③ 排尿障害

(林 聡)

　排尿障害に麻酔薬の影響は少ないと考えられている[1]。一般的に 72 時間で症状が改善することが多い[2]。分娩中に頻回に導尿し、なるべく膀胱を空虚とすることも排尿障害の予防になる[3]。産後は尿意がわかるようになるまでは、定期的に排尿することが望ましい。

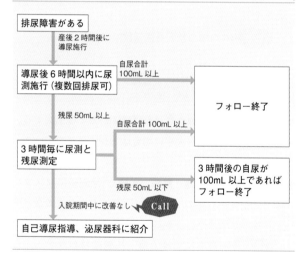

フローチャート（排尿障害予防のプロトコール一例）

排尿障害がある
↓ 産後 2 時間後に導尿施行
導尿後 6 時間以内に尿測施行（複数回排尿可）
→ 自尿合計 100mL 以上 → フォロー終了
↓ 残尿 50mL 以上
3 時間毎に尿測と残尿測定
→ 自尿合計 100mL 以上 → フォロー終了
→ 残尿 50mL 以下 → 3 時間後の自尿が 100mL 以上であればフォロー終了
↓ 入院期間中に改善なし　Call
自己導尿指導、泌尿器科に紹介

医師への報告が必要な鑑別のポイント

● **分娩歴はどうか？**：初産の場合に排尿障害が起こりやすいので、初産かどうかを確認する。

● **分娩の長さはどうか？**：分娩第Ⅱ期の所要時間を確認する。分娩第Ⅱ期が長いと排尿障害が起こりやすい[4]。

● **器械分娩があったか？**：分娩時の異常や器械分娩の有無を確認する。

● **会陰に裂傷があったか？**：裂傷の状態を確認する。

Column 無痛分娩による会陰の状態と排尿障害

● 麻酔の効果によって骨盤底筋群が弛緩気味になっている。初産婦は経産婦より分娩第Ⅱ期が遷延しやすく、用手誘導、器械分娩などの操作が必要なことが多く、骨盤底筋群が機械的な刺激により傷つきやすい状態になっている。また、会陰裂傷による痛みが生じる。これらが尿意を感じにくいあるいは排尿しづらい原因となる。

考えられる原因と対応

● **産後の排尿量が少ない場合**

   対応 3時間毎に尿測と残尿測定を行い、自尿が100mL以上になるまで測定を継続する。

   対応 **分娩時の予防方法**：分娩第Ⅱ期の所要時間を短縮したり、分娩中の導尿を頻回に行ったりして、なるべく骨盤底筋群への負担を軽減したり、膀胱を空虚にしておく。

● **分娩時の裂傷や神経などの損傷の場合**：排尿障害が起こりやすい。

   対応 上記の「産後の排尿量が少ない場合」と同様の対応を行い、改善されない場合は、自己導尿、泌尿器科を紹介するなどを検討する。また、退院後には水分摂取や骨盤底筋群体操を行うように指導する。

文献

1) Evron, S. et al. Patient-controlled epidural analgesia : the role of epidural fentanyl in peripartum urinary retention. Int J Obstet Anesth. 15（3）, 2006, 206-11.

2) Bouhours, AC. et al. Postpartum urinary retention. Prog Urol. 21（1）, 2011, 11-7.

3) Rosenberg, M. et al. Risk factors for overt postpartum urinary retention—the effect of the number of catheterizations during labor. Int Urogynecol J. 31, 2020, 529–33.

4) 前掲書 3. 513-9.

症状

④ 脚のしびれ、運動障害 (脚が動かない)

(柏木 邦友)

無痛分娩中は物理的圧迫などに対して苦痛を感じづらく、同じ姿勢でいることで、神経を圧迫している可能性がある(p.68、2章「5脚が動かない場合」も参照)。障害を受けた神経によって原因、症状はさまざまである。

フローチャート

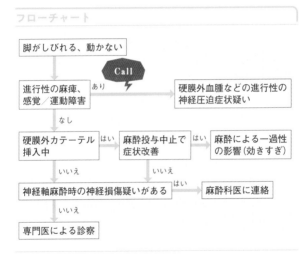

医師への報告が必要な鑑別のポイント

● **分娩時に圧迫などはなかったか？**：直接的な圧迫も一因となるため、まずは予防として同じ場所に圧迫がかからないように配慮することが大切である。

● **どのくらい脚が動かないと異常なのか？**：どの程度脚が動くかを客観的に表現する方法に Bromage スケールがある（p.69、2章「5 脚が動かない場合、図1」参照）。

● **進行性の麻痺、感覚／運動障害がないか？**：硬膜外血腫などで神経症状が起こっている場合、進行性の感覚／運動障害が起こることがある。

> **Call** 早期鑑別の必要があるため、進行性の感覚／運動障害が起こっている場合は直ちに画像検査を行い、確定診断を行う。血腫の場合は 8 時間以内の手術が不可逆的な神経麻痺を減少させる要因となる。

● **原因が麻酔薬かどうか？**：硬膜外鎮痛を挿入中の場合は、しばらく麻酔薬を中断して、痛みが出ても脚が動かない場合は麻酔薬以外が原因と考えられる。

● **麻酔時の神経損傷の疑いはないか？**：硬膜外鎮痛針穿刺時に神経症状がある場合は、物理的に針で神経を傷つけていることがある。

考えられる原因と対応

● **鉗子分娩による圧迫**：鉗子分娩による直接的な圧迫も一因となる。

> 対応 → 緊急性の低い、しびれ、麻痺に関しては徐々に回復していくことが多いが、数カ月単位で外来で見ていく場合もある。

● **硬膜外穿刺など針により直接神経障害を受けた場合**：
障害を受けた神経によって原因、症状は様々である。

> 対応 → 硬膜外穿刺など針により直接神経障害を受けた場合は直ちに専門医の指示を仰ぐ。

● **感染や血腫が疑われる場合（進行性の麻痺など）**：

> 救急対応 → 直ちに専門医の指示を仰ぐ。血腫の場合は8時間以内に治療をしなければ不可逆的な症状になる可能性が高い。

Pitfall 皮膚の内側で硬膜外カテーテルが抜けている？

● 抗凝固薬を投与しながら硬膜外カテーテルを使用するケースもある。抗凝固作用が効いているうちに、皮膚の内側で抜けている可能性も考慮する。

「分娩翌日以降」によく聞かれる質問

当院における妊婦とその家族からの質問を紹介する。

● **Q（第1位）：分娩は痛くなかったのに、産後は痛いのは普通ですか？**

● **A**：分娩中は麻酔による痛みのコントロールが容易ですが、産後は麻酔を使用していないため、内服薬、注射薬で鎮痛を行いますので、麻酔を使用した場合と比較して鎮痛効果が少ないのが現状です。鎮痛薬を組み合わせながら痛みが最大限少なくなるようにします。

● **Q（第2位）：産後の排尿、排便の調子が悪いのは無痛分娩のせいですか？**

● **A**：自然分娩の場合も産後に排尿、排便などの排泄障害が生じることがあります。排尿障害に関しては無痛分娩でやや多い傾向にありますが、多くは24時間以内に改善します。またこれらの症状は骨盤底筋群の弛緩による影響が大きく、産後に産後体操などを行うことで自然に改善することがほとんどです。

● **Q（第3位）：頭が痛いです。**

● **A**：産後の痛みの原因は様々で、麻酔関連でいえば硬膜穿刺後頭痛（PDPH）でしょう。頭が上がった状態のときに頭痛や首、肩の痛み（時に肩こりと表現される）があり、頭を倒すとよくなるという症状です。周産期の頭痛には脳出血や血栓などもあるので注意します。

- **Q（第4位）：足がしびれます。**
- **A**：無痛分娩中は気付かなかったしびれに、麻酔が切れてくることで初めて気づくことがあります。患者は硬膜外穿刺による神経損傷の可能性を心配しますが、確率はとても低く、穿刺時に神経症状がなければ、針が直接神経を傷害したとは考えにくいです。可能性として、硬膜外血腫や膿瘍などで神経症状が出ることもあり、鑑別はしていきますが、腓骨神経の圧迫や産科処置に関わる物理的損傷の可能性もあります。

資 料

NRS（numerical rating scale）

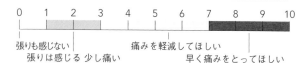

0　1　2　3　4　5　6　7　8　9　10

張りも感じない｜　　　　痛みを軽減してほしい
　　張りは感じる 少し痛い　　　早く痛みをとってほしい

デルマトーム

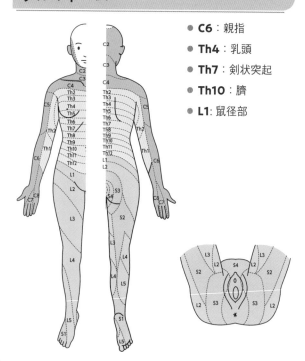

- **C6**：親指
- **Th4**：乳頭
- **Th7**：剣状突起
- **Th10**：臍
- **L1**：鼠径部

索 引

153

おわりに

　本書のマニュアルは、皆さまの施設での実践でお役に立ちましたでしょうか。近年、無痛分娩が急速に普及し、産婦からのニーズが高まってきています。しかし、日本の周産期医療の長い歴史の中で、無痛分娩に関する教育は十分に行われてこなかったため、「産婦の何を診て、どのように対処すればよいのか？」「わからないことは誰に聞いたらよいのか？」「どうやって調べたらよいのか？」などわからないことが多いというのが現状だったと思います。

　本書は、臨床の場ですぐに判断、対応できるように実践に即した初めてのマニュアルを作りたいという思いで企画しました。このマニュアルを活用していただき、無痛分娩のスキル向上に少しでもお役に立てていただければ幸いです。そして、医療事故を起こさないように安全に医療を行うことはもちろんですが、産婦が高い満足を得られる理想的な無痛分娩を行えるように、わが国の周産期医療が発展することを願っております。

　最後になりますが、このマニュアル作成にあたり、ご協力いただきました妊婦さま、当院のスタッフに感謝いたします。

2023 年 11 月

準和会 東京マザーズクリニック 院長

林 聡

おわりに

　最後までお付き合いいただきありがとうございました。

　最後に、予防と気づきについてお話ししたいと思います。

　予防の部分については、モニターでの計測、吸引試験などです。気づきの部分は、医療者の皆さまが患者の状態を疑ってかかることから始まります。

　漫然と観察するのではなく、「皮膚はどうかな？」「血圧はどうかな？」という感覚で診ていくことです。"見る"ではなく"診る"です。これを車の運転にたとえると、単に前だけ見て運転するのではなく、「歩行者が飛び出してくるかな？」「赤信号になるかな？」と予測しながら運転するような感じです。周囲のさまざまな状況の変化や異常に気づくことができれば診断や治療に移れますが、気づかなければどんどん悪くなってしまうかもしれません。気づきは早期発見につながるわけです。

　ほぼすべての合併症は、早期発見・早期治療により予後が改善します。気づきが遅れれば予後は悪化し、不可逆的な合併症を残すことさえあります。医療行為である以上、合併症をゼロにすることはできませんが、限りなくゼロに近づける努力はできます。安全な無痛分娩の広がりと皆さまの活躍を願っています。

2023 年 11 月

準和会 東京マザーズクリニック 麻酔科医

柏木 邦友

著者紹介

はやし さとし
林 聡

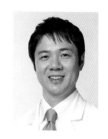

東京マザーズクリニック院長・
産婦人科医

【略　歴】

1992 年　広島大学医学部卒業

1992 年　広島大学医学部産婦人科学教室入局

1996 年　広島大学大学院医学系研究科卒業

1996 年　県立広島病院産婦人科

1999 年　フィラデルフィアこども病院胎児診断治療センター留学

2002 年　国立成育医療センター周産期診療部胎児診療科

2008 年　同 医長

2012 年　東京マザーズクリニック院長　　　　現在に至る

● 資格・所属学会等：日本産科婦人科学会（産婦人科認定医）、日本超音波医学会（超音波指導医）、日本人類遺伝学会（臨床遺伝専門医）、日本周産期・新生児医学会（周産期専門医）、NCPR 認定インストラクター、J-CIMELS ベーシックインストラクター、Fetal medicine foundation 認定医

● 趣味：音楽鑑賞、フルート。小学 3 年生からフルートをはじめ、フルート奏者を目指して熱中した時期もありましたが、今はボケ防止も兼ねて練習を続けています。

著者紹介

柏木 邦友
（かしわぎ くにとも）

東京マザーズクリニック麻酔科医

【略　歴】

2004 年　順天堂大学医学部卒業

2004 年　順天堂大学浦安病院初期研修医

2006 年　順天堂大学浦安病院麻酔科入局

2014 年　アネストメディカル株式会社起業。東京マザーズクリニック、鼻のクリニック東京などで産科麻酔、日帰り麻酔を中心に従事。獣医師に麻酔の指導も行う。　　　　　　　　　現在に至る

● **資格・所属学会等**：日本麻酔科学会（専門医）、日本臨床麻酔学会、日本産科麻酔学会、日本周産期麻酔科学会、日本集中治療医学会、日本ペインクリニック学会、日本周産期・新生児医学会ほか、J-CIMELS インストラクター

● **著書**：『怖くない・痛くない・つらくない　無痛分娩』（PHP エディターズ・グループ、2018 年、林先生と共著）、『とれない「痛み」はない』（幻冬舎、2022 年）

● **座右の銘**：俺の敵はだいたい俺です。

無痛分娩 症状アセスメント ポケットマニュアル

—麻酔導入〜分娩中・翌日以降のトラブルの「原因と対処法」がわかる

2023年12月15日発行　第1版第1刷

著　者　林聡・柏木 邦友

発行者　長谷川 翔

発行所　株式会社メディカ出版
　　　　〒532-8588
　　　　大阪市淀川区宮原3-4-30
　　　　ニッセイ新大阪ビル16F
　　　　https://www.medica.co.jp/

編集担当　西岡和江／糸井桃子
編集協力　加藤明子
装　　幀　HON DESIGN
本文イラスト　福井典子
組　　版　株式会社明昌堂
印刷・製本　株式会社シナノ パブリッシング プレス

ISBN978-4-8404-8448-0　　　　Printed and bound in Japan

当社出版物に関する各種お問い合わせ先（受付時間：平日9：00〜17：00）
●編集内容については、編集局 06-6398-5048
●ご注文・不良品（乱丁・落丁）については、お客様センター 0120-276-115